Dr PAUL QUÉRIAUD

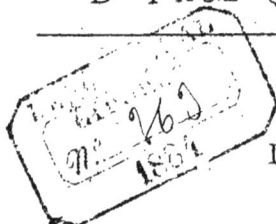

DE

L'ÉPILEPSIE

IDIOPATHIQUE

SES MODIFICATIONS

Sous l'influence des Maladies intercurrentes

ET

SON TRAITEMENT

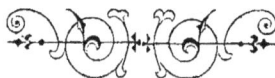

BORDEAUX

Imprimerie Typo-Lithographique O.-L. FAVRAUD Frères

91, Rue Porte-Dijeaux, 91

—

1884

DE

L'ÉPILEPSIE IDIOPATHIQUE

PAUL QUÉRIAUD

DE

L'ÉPILEPSIE

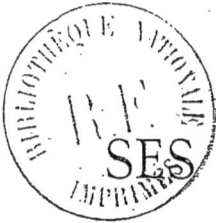

IDIOPATHIQUE

SES MODIFICATIONS

Sous l'influence des Maladies intercurrentes

ET

SON TRAITEMENT

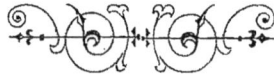

BORDEAUX

Imprimerie Typo–Lithographique O.-L. FAVRAUD Frères

91, Rue Porte-Dijeaux, 91

—

1884

INTRODUCTION

« L'épilepsie, compliquée d'aliénation mentale, ne guérit jamais. »

Ainsi s'exprimait Esquirol, au commencement de ce siècle, dans les pages que nous trouvons consacrées à l'étude de cette maladie, dans le *Dictionnaire des Sciences Médicales*.

Bien grave était cette affirmation émanée d'un homme d'une si grande valeur! Devait-elle être prise dans un sens absolu, et le malheureux épileptique, devenu aliéné, devait-il renoncer pour toujours à l'espoir de voir se rouvrir les portes de l'asile qui venaient de se refermer sur lui? Combien sombre serait alors devenu le pronostic de l'épilepsie, déjà si sérieux !...

Quelques cas de guérison sont heureusement venus atténuer la portée d'une affirmation trop souvent confirmée. Ils sont dus à l'influence de maladies intercurrentes. Plus nombreux nous les voudrions, et plus ferme nous désirerions voir la croyance à la guérison de l'épilepsie, en certains cas!... C'est dans ce but que, malgré notre faible expérience, nous avons fait porter nos recherches sur l'influence des maladies intercurrentes sur la marche de l'épilepsie. Quelques années passées dans un asile, où ces maladies sont spécialement soignées, des renseignements puisés dans des maisons hospitalières voisines, des recherches consciencieuses faites dans les auteurs qui se sont occupés d'épilepsie, nous ont permis de rencontrer des faits qui ne sont pas dépourvus d'intérêt.

Puisse ce travail, qui repose sur des observations soigneusement étudiées et comparées, ne pas paraître indigne d'une attention bienveillante, et notre peine sera largement compensée!.....

DES MODIFICATIONS

DE

L'ÉPILEPSIE IDIOPATHIQUE

PAR DES MALADIES INTERCURRENTES

ET DE SON TRAITEMENT

Tel est le sujet que nous nous proposons d'étudier. Il n'est pas nouveau, nous le reconnaissons sans peine, et beaucoup d'auteurs d'une valeur scientifique, bien supérieure à la nôtre, ont mentionné l'influence des maladies intercurrentes sur la marche de l'épilepsie. Cependant, en présence du nombre considérable d'épileptiques qui envahissent les maisons où est traitée cette affection, en face de la quantité encore plus grande de gens qui, en proie à cette triste névrose, se sentent pris de désespoir, nous avons cru faire œuvre utile en réunissant dans un travail spécial, et en les accompagnant de réflexions, les observations qui nous permettent de faire briller une lueur d'espérance aux yeux de ces pauvres déshérités du sort. Peut-être pourrons-nous de la sorte leur faire entrevoir des chances de guérison ou d'amélioration.

Tenant compte des diverses considérations présentées par les auteurs au sujet de l'épilepsie, nous diviserons, avec *Auguste Voisin,* cette névrose en trois grandes classes :

1º L'épilepsie *essentielle* ou *idiopathique,* se manifestant seulement par des déviations fonctionnelles répondant à de simples souffrances nerveuses, constituant, en un mot, une véritable névrose.

2º L'*épilepsie symptomatique,* appartenant à une lésion cérébrale plus ou moins appréciable, le spasme convulsif étant ici le symptôme et non le mal.

3º L'*épilepsie* dite *sympathique,* produite par l'irradiation d'impressions anormales pouvant avoir leur siège dans toutes les parties du corps.

Nous ne nous occuperons ici que de l'épilepsie essentielle ou idiopathique. Dans une première partie, nous montrerons que l'épilepsie essentielle survenue dans l'enfance ou dans l'âge mûr est influencée plus favorablement par les maladies intercurrentes, et surtout par les maladies fébriles.

Dans une deuxième partie, nous démontrerons que l'épilepsie congénitale et héréditaire est beaucoup moins modifiée par l'affection intercurrente, de quelque nature qu'elle soit.

Dans la troisième partie, nous ferons voir qu'administré à doses spéciales, et surtout après que l'affection a été modifiée par une maladie intercurrente, le bromure de potassium produit les meilleurs effets dans le traitement de cette affection, et qu'il est digne du rôle thérapeutique considérable qu'on lui accordait autrefois.

PREMIÈRE PARTIE

De l'Influence des Maladies intercurrentes
sur la marche
de l'Epilepsie non héréditaire.

L'épilepsie idiopathique essentielle, dont la cause, d'après Esquirol, a son premier siège dans le cerveau, celle qui, d'après le même auteur, fait le désespoir de la médecine, peut-elle se guérir, comme le prétend Hippocrate?

A cette question, nous répondrons : oui, dans la plupart des cas, grâce à certaines médications ou à des maladies intercurrentes. Ces dernières ont, en effet, des influences diverses sur la marche de l'épilepsie ; leur action est souvent favorable, bien rarement au contraire sans efficacité.

Le fait a été observé depuis longtemps. Un axiome émané du « Père de la Médecine » accorderait à la fièvre intermittente le privilège de juger l'épilepsie « *Quaterna epilepsiœ* « *vindex.* »

La plupart des auteurs qui, après Hippocrate, se sont occupés de l'épilepsie sont muets sur la marche de cette affection.

Celse en décrit surtout le traitement, et ses idées à ce sujet décèlent plutôt les préjugés d'un homme du monde que les lumières et l'expérience du praticien. *Arétée* ne s'occupe également que du traitement. *Galien,* bien qu'assez complet sur la description de l'épilepsie et des ravages qu'elle produit dans l'organisme, se tait sur les modifications qui peuvent intervenir dans son développement.

Alexandre de Tralles, et après lui *Avicenne,* n'ont également en vue que le traitement, traitement empirique, cela va sans dire, puisque l'épilepsie était à peine connue dans sa marche et dans ses caractères. Le silence se fait alors sur cette terrible névrose, et, pendant trois siècles, la question est restée stationnaire, aucune donnée importante nouvelle n'est venue s'ajouter aux connaissances des anciens.

Il faut arriver jusqu'à *Fernel,* pour voir la question s'agiter de nouveau ; mais, dans cet auteur, même silence sur les modifications apportées dans la marche de l'épilepsie. Viennent ensuite les fâmeuses discussions entre *Paracelse* et *Erasme,* et l'idée bizarre du premier de ces auteurs accordant un pouvoir curatif à la poudre d'un petit os angulaire qu'on trouve dans beaucoup de crânes humains.

Arrive enfin l'époque où, la pratique des autopsies permettant les études d'anatomie pathologique, on voit surgir des théories nouvelles sur les causes et la nature de l'épilepsie.

Morgagni, un des premiers, signale les désordres mentaux et physiques qui se produisent chez les malades atteints de « *mal comitial.* »

C'est également le moment où *Hoffman,* appliquant au *mal caduc* la théorie des spasmes, conseille d'employer les médications sédatives.

Quelques années plus tard (1770), *Tissot* publie son traité de l'épilepsie, un des plus complets qui soient parus, mais dans lequel l'influence des maladies intercurrentes est peu étudiée.

De *Tissot,* il faut arriver jusqu'à *Pinel,* au commencement de ce siècle, et aux travaux de *Maisonneuve, Ferrus, Falret* et *Esquirol,* pour trouver ce côté de la question spécialement observé.

A côté de faits qui semblent devoir être à l'encontre de l'heureuse influence des maladies intercurrentes, *Esquirol* rapporte des cas où l'épilepsie a disparu après l'apparition d'accidents fébriles.

« On a vu, dit-il, des accès diminuer et cesser entièrement à la suite d'accidents fébriles. »

Observant de plus près la question, *Portal,* dans son Traité de l'Epilepsie paru en 1827, rapporte plusieurs cas d'épilepsie guéris ou améliorés par l'influence de grossesses intercurrentes, d'autres dans lesquels il a constaté une diminution notable des accès à la suite de fièvres éruptives ou de fièvres intermittentes. Nous trouvons même dans son ouvrage des cas de guérison consécutifs à des brûlures suppurées ou à des rhumatismes articulaires aigus.

Plus tard, *Herpin* et *Delasiauve* affirment les mêmes faits. Ce dernier dit même : « En thèse générale, on peut admettre que toute affection intercurrente quelque peu sérieuse et aigüe suspend ou affaiblit au moins les accès. »

Et enfin, *Auguste Voisin,* résumant les observations de ceux qui avaient écrit avant lui, donne son opinion dans les termes suivants :

— « Il est presque constant de voir une maladie intercurrente suspendre pendant son cours les attaques et autres phénomènes épileptiques. »

Venant après tant d'auteurs d'un talent si divers et si remarquable, bien grande serait notre témérité, si nous ne nous rangions à leur opinion. Nous admettons avec eux l'influence des maladies intercurrentes sur la marche de l'épilepsie, mais pour nous cette influence est différente, selon que l'affection est survenue dans l'enfance ou à l'âge mûr, ou selon qu'elle est héréditaire. Les observations que nous publions dans cette première partie de notre thèse, sont toutes en faveur de l'opinion que nous avançons. Quelques-unes ont été prises dans différents auteurs ; d'autres nous ont été envoyées par quelques-uns de nos amis, internes d'asile ; d'autres ont été soigneusement prises par nous même ; toutes ont été contrôlées avec le plus grand soin. Il nous eût été facile de les multiplier à l'envi, nous avons préféré choisir celles qui nous ont paru le mieux répondre à l'opinion que nous avancions.

Ainsi s'expliquent pour nous les succès remportés par les médecins qui ont préconisé, dans le traitement de l'épilepsie, l'emploi du feu, des caustiques et des vésicatoires. Ces agents de médication ont produit une irritation extérieure avec accidents fébriles qui a pu guérir quelquefois une épilepsie récemment apparue.

C'est également de la même manière que peut s'expliquer la guérison rapportée par Delasiauve, et due à Henricus ab Heers :

« Une jeune fille prête à se marier, ayant été effrayée par deux ivrognes qui voulaient la violer, eut une attaque d'épilepsie qui fut bientôt suivie de nouveaux accès. Du beurre d'antimoine appliqué aux deux orteils jusqu'à l'os fit cesser les accès. »

De la même façon, est mis à découvert le secret des succès remportées par Dumas, de Montpellier, et le Dr Selade :

Le premier, s'étant aperçu que les crises épileptiques coïncidaient avec les écarts de régime, eut l'heureuse idée d'imprimer aux convulsions une allure périodique, en provoquant à dessein l'ivresse à des époques déterminées. Ce plan réussit à merveille ; aux crises artificielles succédèrent, de douze en douze jours, des crises spontanées, auxquelles le quinquina mit un terme.

Le second suscita chez deux sujets épileptiques, dont les accès étaient fréquents, une fièvre intermittente artificielle.

Le mal caduc disparut, les nouveaux accès s'éteignirent d'eux-mêmes ; à l'un, il survint au bout de deux ans une récidive qui s'éteignit de la même manière.

Nos observations ne font que confirmer ce qui avait été annoncé par les différents auteurs, et de leur comparaison résulte ce double fait :

1º Toute maladie intercurrente a une action sur la marche de l'épilepsie.

(Les observations I, III, IX, XI, XII, XIV et XV en sont une preuve certaine.)

2º Les affections intercurrentes de nature fébrile, ont sur l'épilepsie, une influence plus marquée et plus durable.

(Les observations II, IV, V, VI, VII, VIII, X et XIII en font foi.)

Enfin, dans presque tous les cas, quand le désordre mental n'était pas trop invétéré chez les malades observés dans les asiles, une amélioration s'est produite dans l'état intellectuel, amélioration qui, pour persister, aurait exigé un milieu plus favorable que celui d'un asile.

OBSERVATION I

(Personnelle.)

B... (Marie), est entrée à l'Asile des Aliénées de Bordeaux, le 27 août 1877, comme atteinte d'épilepsie. Cet état nerveux se complique chez elle d'un mutisme-absolu qui pourrait faire croire à une perte complète de l'intelligence.

Les attaques, peu nombreuses en 1878, 1879 et 1880, se sont aggravées par le nombre et l'intensité sans cause appréciable en l'année 1881, et, en 1882, B... avait plusieurs attaques par jour.

Orpheline dès son bas âge et privée de ses parents qui ont succombé à des affections qu'on ne peut préciser, notre jeune malade s'est bien portée jusqu'à l'âge de dix ans. A cette époque, elle eut une grande frayeur, suivie d'une attaque qui n'était que le prélude de plusieurs autres. Dès lors, l'intelligence de Marie B... parut s'arrêter dans son développement et s'affaiblir dans la suite. Elle se refusa à tout effort intellectuel et désapprit tout ce qu'on lui avait enseigné. Son état exigeant une surveillance continuelle, on l'envoya à l'Asile de Bordeaux. Nous l'y trouvons en 1882.

Marie B... est une jeune fille de vingt et un ans paraissant à peine en avoir quinze. Son visage n'est cependant point déplaisant; ses dents, sa bouche, ses yeux n'offrent aucune difformité particulière, ses cheveux et ses ongles croissent régulièrement; elle n'a pas, en un mot, l'aspect physique d'une idiote.

Au point de vue moral et intellectuel cependant, les lésions sont plus évidentes.

Elle est incapable de tout acte volontaire et ne sait faire aucun discernement entre les personnes et les choses, porte à sa bouche tout ce qui lui tombe sous la main. Rien ne dénote chez elle l'existence de la pensée ou même de sentiments affectifs. Elle ne reconnaît personne.

Ses crises sont fréquentes. De 1880 à 18:2, la moyenne mensuelle était de 50. En 1882 et 1883, cette moyenne s'élève à 120 et même 130.

L'état épileptique allait ainsi s'aggravant avec les années quand, au mois de juin 1883, elle fut prise de frissons coïncidant avec une gêne respiratoire accusée. La malade fut mise au lit et auscultée; les signes d'une congestion pulmonaire intense furent reconnus.

Une application de ventouses fut faite, et, quelques jours après, Marie B... allait mieux, quand de nouveaux frissons se manifestèrent. Un érysipèle s'était développé autour des incisions faites au bistouri pendant l'application des ventouses (la malade avait été placée par mégarde auprès d'une autre aliénée ayant un érysipèle à la jambe). Cette affection dura quelques jours et guérit comme la première. Dans les premiers jours de juillet, Marie B... était complètement rétablie.

Or, pendant ce temps, notre jeune épileptique, dont les accès étaient si fréquents, n'eut aucune attaque. L'intelligence même semblait s'être légèrement améliorée. La malade paraissait s'intéresser à ce qui l'entourait, quelques mots revinrent à son esprit et elle put prononcer quelques phrases.

Malheureusement, cette amélioration ne dura pas; quelques semaines après, les accès revinrent avec une intensité et une fréquence bien moins grande cependant.

Peut-être que quelques médicaments et un milieu différent de celui de l'Asile auraient complété les heureux effets de l'affection intercurrente. Ces deux choses firent défaut à la pauvre abandonnée, qui, n'ayant plus de parents, ne peut songer à quitter l'Asile, car une maladie, que trop souvent on regarde comme incurable et que par là même on ne traite pas, a fait en elle de trop grands ravages.

Un double fait résulte néanmoins de cette observation : c'est l'amélioration de l'*état épileptique* et de l'*état intellectuel* chez une jeune fille que le mal avait hébétée dès son enfance, amélioration due à un état fébrile de courte durée, et encore persistante bien que légèrement atténuée dans ses effets.

OBSERVATION II
(Due à M. POULAIN, interne à l'asile de Naugeat, près Limoges.)

R..., âgé de quarante ans, veuf, charron, entre à l'Asile de Naugeat comme épileptique, en mars 1876.

Pas d'antécédents nerveux dans la famille du malade. Excès alcooliques comme antécédents personnels. Crises peu fréquentes, mais suivies d'une très grande agitation. Intelligence affaiblie par la répétition des accès.

Pendant cinq ans, les accès reviennent plusieurs fois par mois, sans accidents dignes de remarque. En mai 1882, à la suite d'attaques et de chutes répétées, R... se fait aux yeux des blessures graves, dont la conséquence est une inflammation générale et bientôt une cécité complète. Avec l'inflammation, les attaques cessent.

Elles ont recommencé quand le mal eût fini ses ravages, mais elles sont moins intenses et moins violentes.

En 1883, les attaques deviennent de nouveau moins fréquentes. L'agitation disparaît, et quelques mois après, on constate l'existence d'une cirrhose atrophique qui emporte le malade.

A deux reprises différentes, les accès ont été suspendus chez R..., et il est à remarquer que cette suspension des attaques a coïncidé à ces deux époques avec l'apparition d'affections intercurrentes. Leur influence est donc ici de toute évidence.

OBSERVATION III
(Personnelle)

Eugénie B, vingt ans, domestique, entre à l'hôpital Saint-André de Bordeaux, vers le milieu du mois de novembre 1880.

Elle vient se faire soigner pour des attaques convulsives qui la prennent plusieurs fois par semaine, et pour des douleurs intenses se répandant dans l'abdomen et les lombes.

La description des crises, telle que la malade nous la fait, et la constatation de morsures répétées à la langue, ne nous laissent aucun doute au sujet de la nature des crises de la malade. — Eugénie B.. est épileptique depuis l'âge de quinze ans, époque de ses premières règles. Pas d'antécédents névropathiques.

L'examen au speculum permet de constater chez elle l'existence d'une métrite du col, d'origine balistique, accompagnée d'une vaginite intense, et, neuf jours plus tard, la métrite se complique d'uréthrite. L'évolution de ces différents accidents force la malade à faire à l'hôpital un séjour de trois mois. Elle en sort guérie en mars 1884; or, pendant ce séjour à l'hôpital, elle n'eût aucune attaque.

Depuis cette époque, Eugénie B.., dont les accès étaient fréquents, n'a pas vu reparaître son affection.

A quelle influence attribuer cette heureuse modification, si ce n'est à la maladie intercurrente ?...

OBSERVATION IV

D... (Joseph), cinquante-un ans ; entré le 28 novembre 1853 à Bicêtre (Service de M. Bourneville).

Pas d'antécédents nerveux dans la famille. Notre malade n'a pas eu de convulsions dès l'enfance; c'est à dix-neuf ans que sont apparus les premiers accès. Il est entré à Bicêtre à l'âge de vingt-huit ans, et dès lors, on a pu compter de huit à dix accès par mois.

Le 4 avril 1880, se déclare une pneumonie du côté gauche.

La température rectale monte à 39° et même à 40, et reste à ce niveau jusqu'à la mort du malade, qui arrive le 11 avril. Les accès, qui avaient été au nombre de quatre du 1er au 4 avril, ont disparu complètement pendant la durée de la pneumonie.

(Séglas, Thèse de Paris, 1881.)

Observation V

Lam... (Marie), vingt ans, couturière, entre le 19 septembre 1877 à la Salpêtrière (Service de M. Delasiauve).

Dans les antécédents de cette malade, nous voyons qu'elle a commencé à avoir des vertiges à dix-huit ans et des accès à dix-huit ans et demi. A dix-neuf ans, elle contracta une *fièvre typhoïde* qui dura un mois. Pendant toute la durée de la maladie et même pendant les six mois qui suivirent, elle n'eut ni *accès* ni *vertiges*.

(Séglas, page 45, Thèse de Paris.)

Observation VI

Une jeune fille de vingt-six ans, observée par le Dr Hayes Newington, était épileptique depuis deux ans environ.

Elle était sujette, en outre, à des accès d'agitation avec délire érotico-religieux. Après une période maniaque, pendant laquelle elle dut être alimentée à la sonde, les attaques se sont montrées nombreuses et rapprochées. Elles ont été notées du 20 au 25 novembre, et on a compté le nombre fabuleux de deux mille cent cinquante-six, savoir : le 21, six cent vingt-deux ; le 22, quatre cents ; le 23, cinq cent vingt-cinq ; le 24, trois cent quatre-vingt-quinze ; le 25, deux cent quatorze. Les attaques étaient épileptiques franches, mais de forme bénigne.

La malade fut affectée d'une stomatite ulcéreuse qui eût été un obstacle à son alimentation, quand même les accès convulsifs lui eussent permis de prendre de la nourriture. Sous l'influence de cette maladie, les attaques diminuèrent d'une façon considérable. La malade sortit de cette épreuve et son état physique s'est amélioré, mais elle est restée aliénée et épileptique.

(*Annales Médico-psychologiques*, année 1880, p. 315.)

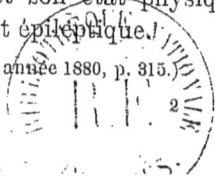

Nous citons cette observation à titre de document, croyant que l'on peut attribuer la diminution des accès épileptiques à l'état fébrile dépendant de la stomatite si grave, observée chez la malade. Le nombre des crises semble en effet diminuer avec les progrès de la maladie, et tel état de mal épileptique qui, chez tout autre sujet se serait certainement terminé par la mort, s'est considérablement amendé chez la jeune fille observée et atteinte d'une maladie intercurrente.

OBSERVATION VII

Nous trouvons dans les procès-verbaux de la vingt-quatrième réunion annuelle de l'Association des médecins sur-intendants des Asiles américains, tenu à Hartfort le 15 juin 1876, l'observation suivante, rapportée par le Dr Gray :

Un homme d'une quarantaine d'années avait tué sa femme. Traduit en justice, on invoqua en sa faveur l'excuse de folie. Gray était assis derrière l'accusé. Il fut témoin d'une attaque d'épilepsie, et en avertit la Cour qui ajourna l'affaire. L'homme fut envoyé dans un asile, après l'examen d'un juge du comité qui le déclara épileptique et n'ayant pas sa responsabilité. Il resta plusieurs années dans l'établissement, en proie à des attaques et tomba consécutivement dans une sorte de démence telle qu'il ne reconnaissait pas le juge, l'attorney du district et d'autres individus appelés pour le voir. Pris d'un accès de fièvre intense qui dura plusieurs semaines, il revint complètement à la raison et resta encore plusieurs années à l'hôpital *sans avoir d'attaques*. Mis en liberté, en vertu d'une disposition de la loi, car il avait été reconnu coupable par le jury, M. Gray, qui l'avait suivi depuis sa sortie, déclara qu'il se conduisait bien, gagnait sa vie et n'avait plus présenté de symptômes de folie et d'épilepsie.

(*Annales Médico-psychologiques,* année 1872.)

OBSERVATION VIII

Un malade épileptique depuis longtemps et renfermé depuis dix ans à l'Asile d'Edimbourg, subit l'amputation du pénis par suite du développement d'un cancroïde sur cet organe. Cette opération n'exerce aucune influence sur le retour des attaques, mais bientôt, l'affection récidive sur les ganglions inguinaux qui s'ulcèrent et forment une large plaie. A partir de ce moment jusqu'à sa mort, qui a eu lieu neuf mois après, il n'a eu qu'une seule attaque d'épilepsie.

L'absence d'accident fébrile au moment de l'opération ne peut-elle pas à la rigueur nous expliquer la persistance des accès? Le malade était épileptique depuis longtemps, n'est-il pas juste de supposer qu'une affection fébrile et d'assez longue durée pouvait seule modifier son état?... De la sorte l'influence des deux affections intercurrentes, l'une non fébrile, l'autre fébrile, trouverait une explication rationnelle.

OBSERVATION IX

Un homme de quarante ans, devient épileptique après une chute sur la tête; on le trépane, ses accès disparaissent complétement pendant tout le temps que la plaie met à se guérir. Mais, une fois la plaie de tête cicatrisée, les accès reparaissent de plus en plus fréquents et suivis de périodes d'agitation maniaque.

Dans une de ses crises les plus violentes, il tombe sans connaissance sur une grille allumée et se fait à la lèvre une large brulûre qui suppure pendant près de treize mois. Or, tout le temps que dure cette suppuration, *aucune attaque* ne se produit. Une fois celle-ci tarie, les accès reviennent.

(*Revue de Hayem*, tome V, page 636.)

Par la marche de la maladie, ne sommes-nous pas porté à croire qu'une erreur a été faite ici et qu'on a pris de l'épilepsie essentielle pour de l'épilepsie symptomatique. Les accidents fébriles nous expliqueraient très facilement la disparition des attaques dans le cas d'épilepsie essentielle, tandis que, nous ne pourrions nous expliquer la persistance d'accès épileptiques de nature symptomatique, après une opération de trépan bien faite et consécutive à une chute sur le crâne.

La première chute serait pour nous la première manifestation du mal comitial.

OBSERVATION X

Chon... (Henri), trente-neuf ans, entré le 12 février 1878 à Bicêtre (Service de M. Bourneville).

Absence d'accidents névropathiques ; apparition des vertiges à quatorze ans, des accès à dix-huit ans ; affaiblissement des facultés intellectuelles.

1880 (2 février) : En travaillant, le malade est atteint à la jambe gauche par un bloc de terre gelée : il en résulte une fracture bimalléolaire pour laquelle on le conduit à l'infirmerie générale. Il y reste jusqu'au 14 mai, époque de sa mort. Pendant ce temps, les phénomènes importants que l'on a observés ont été de la gangrène de la peau au niveau du foyer de la fracture, des symptômes généraux graves pendant lesquels la *température axillaire qui atteignait déjà* 39° *les dépasse et s'y maintient* jusqu'à la mort du malade qui arrive après l'évolution d'une parotidite suppurée du côté droit.

Pendant tout le séjour de ce malade à l'infirmerie, c'est à dire près de trois mois, on *n'a observé qu'un seul accès survenu le* 15 *février. En janvier on avait compté neuf accès, et deux le* 1er *février.*

(Séglas, *Thèse de Paris,* 1881, page 25.)

OBSERVATION XI

B..., Marie, âgée de trente-quatre ans, entre à l'asile de Naugeat, près Limoges, en septembre 1883.

Épileptique depuis l'âge de seize ans, elle est agitée après chacune de ses attaques. Les menaces qu'elle profère, et ses crises d'agitation la rendent dangereuse et nécessitent sa séquestration.

Elle a, à peu près, chaque mois, une douzaine d'attaques. En septembre, quatorze; en octobre, treize; en novembre, quinze.

Pas d'antécédents nerveux dans sa famille.

Le 3 décembre 1883, la malade accuse un malaise général; le moindre mouvement la fatigue : elle a des frissons, le pouls est fréquent et la fièvre s'allume. L'appétit a complètement disparu ; il y a même vomissement à deux reprises différentes.

Bientôt apparaît dans le dos, au niveau de la fosse épineuse droite, une petite tumeur ressemblant à un furoncle.

Cette tumeur douloureuse rouge est surmontée d'une vésicule ; elle atteint bientôt le volume d'un œuf. Le plus petit mouvement imprimé au tronc arrache des cris à la malade ; de plus, elle se plaint d'une douleur lancinante. Au bout de plusieurs jours, l'anthrax se ramollit et il se forme une eschare qui laisse échapper du pus. La douleur est moins intense. La tumeur se couvre de bourgeons charnus ; l'anthrax s'améliore et guérit vers la fin du mois (29 décembre).

Il faut remarquer que B., qui a une douzaine d'attaques en moyenne par mois, n'a eu pendant le mois de décembre que deux attaques dont la violence a été beaucoup moindre en comparaison des attaques précédentes.

Depuis lors, les attaques sont revenues ; la malade n'ayant été soumise à aucun traitement particulier, elles sont cependant bien moins nombreuses.

OBSERVATION XII

(Due à M. POULAIN, interne à l'asile de Limoges.)

N... (Marie), vingt-huit ans, célibataire, entre le 25 octobre 1883 à l'asile de Naugeat, près Limoges.

Le certificat d'admission porte que N... est atteinte d'épilepsie essentielle, que la fréquence des accès et des actes d'incohérence mentale nécessite une surveillance assidue. Le certificat du médecin directeur constate que N... est atteinte d'épilepsie avec trouble mental consécutif aux accès : elle est calme et laborieuse dans l'intervalle.

Renseignements extraits du registre d'observation.

Décembre : Épilepsie; trouble intellectuel consécutif aux accès; intelligence peu développée et affaiblie; calme et laborieuse.

1884 : Épilepsie; légèrement troublée après les accès, faiblesse mentale habituelle; docile, travaille régulièrement. Névralgie intercostable et pleurodynie.

Se plaint de douleurs continuelles dans la poitrine.

Février-Mars : Même état mental. Ses douleurs semblent s'être accrues dans le côté droit. Se plaint continuellement de lancement dans la poitrine.

Observation

Cette observation est plutôt une simple remarque qui cependant ne parait pas dépourvue d'intérêt.

N..., pour calmer ses douleurs de poitrine, a demandé des vésicatoires à diverses reprises : on lui en a appliqué deux; chaque fois, on a enlevé l'épiderme et ce n'est qu'au bout de quelques jours qu'on a cessé de produire l'irritation. Il est à remarquer que cette femme, qui a une attaque en moyenne tous les jours, n'en a pas eu pendant les jours où a eu lieu l'irritation produite par le vésicatoire; aussitôt l'irritation suspendue, les attaques ont recommencé.

La religieuse chargée depuis vingt-huit ans du service des épileptiques, m'a affirmé avoir constaté chaque fois ce résultat depuis fort longtemps. Elle s'en était fait à elle-même la réflexion : chaque fois qu'elle a appliqué un vésicatoire, elle a remarqué la disparition des attaques et le retour de ces dernières aussitôt après la cicatrisation de la plaie produite par le vésicatoire.

Ce fait, qui paraît étrange au premier abord, peut, selon nous, être rapporté à l'irritation produite par l'application du révulsif. Il a été maintes fois observé par nous-même à l'asile de Bordeaux (le vésicatoire n'était employé dans les cas qui nous occupent, non pour arrêter les accès avec aura prémonitoire, comme le conseillent certains auteurs, mais simplement pour combattre certaines douleurs ou certaines inflammations).

OBSERVATION XIII

O... (Auguste), âgé de seize ans, entre à l'asile de Limoges en Février 1883, comme atteint d'épilepsie.

D'une constitution chétive et né de parents jouissant d'une mauvaise santé ordinaire, O... est épileptique depuis plusieurs années bien qu'il n'y ait pas d'antécédents nerveux dans sa famille.

Les crises sont fréquentes, l'intelligence de l'enfant arrêtée dans son développement est considérablement diminuée.

En Mars, plusieurs attaques ont été notées et le même fait s'est reproduit en Mai, Juin et Juillet.

En Août, le malade contracte une *pleurésie du côté droit*. La fièvre oscille entre 38 et 39°. Le liquide reste stationnaire pendant une vingtaine de jours, mais l'application réitérée de vésicatoires en a raison, et vers le milieu de septembre, O... est guéri.

Or, pendant toute cette période de maladie intercurrente, les attaques ont disparu et l'agitation habituelle a fait place à un calme complet.

Le malade reprend alors quelques forces, mais aucun traitement n'étant ordonné, les crises d'épilepsie reviennent à la fin de septembre, avec moins d'intensité cependant; au lieu d'une attaque tous les deux jours (la moyenne d'autrefois), il n'y en a plus qu'une tous les huit jours.

En Novembre de la même année, le malade est pris de quintes de toux continuelles, de sueurs nocturnes et d'une hémoptysie assez abondante.

Depuis ce moment, ses forces diminuent, les attaques aussi; le patient garde le lit, de vastes eschares se forment au sacrum et aux trochanters ; les muscles sont mis à nu, et le malade meurt quelques mois après, dans le marasme.

Il est à remarquer que le malade n'a plus eu une seule attaque depuis que la seconde affection de poitrine, et qui, selon toute probabilité, a entraîné la mort, s'était montrée.

Cette observation est concluante à plus d'un titre ; la maladie aiguë a d'abord amené une amélioration notable et suspendu les attaques d'épilepsie. Elles revinrent, il est vrai, mais moins fortes.

Une seconde fois, les accès furent suspendus, grâce encore aux accidents fébriles qui se développèrent dans la période de marasme.

L'influence des affections intercurrentes ne saurait donc être contestée ici.

OBSERVATION XIV

(Personnelle)

E... (Marguerite), célibataire, couturière, âgée de vingt et un ans, entre à l'Asile de Bordeaux en Octobre 1881, avec un certificat médical constatant qu'elle est atteinte d'épilepsie avec crises d'agitation consécutives aux accès.

C'est une jeune fille au tempérament lymphatico-nerveux qui est devenue épileptique à l'âge de dix-sept ans, à la suite d'une frayeur.

Les renseignements auprès de ses parents n'ont pu être recueillis.

Depuis sa première crise, E... (Marguerite) en a vu survenir plusieurs, et à chaque époque menstruelle les accès étaient plus fréquents.

Les facultés intellectuelles sont peu atteintes ; dans l'intervalle de ses crises, elle est très affectée en pensant à sa maladie, elle ne se rappelle pas avoir été méchante, comme on le lui rapporte.

Les crises ne se produisent que trois fois par semaine, mais elles sont le prélude d'une crise d'agitation très vive. Ce sont des accès franchement épileptiques avec mouvements convulsifs, congestion de la face, respiration stertoreuse, perte absolue de connaissance. Mais l'affection s'aggrave rapidement avec le temps, et quelques mois après son entrée dans l'Asile, nous trouvons la malade avec une moyenne de 23 accès diurnes et de 12 attaques nocturnes.

En Juin 1882, E... (Marguerite) paraît plus triste et plus affaissée que de coutume; elle commence à maigrir, tousse un peu, semble avoir quelques frissons le soir, mais comme la plupart des épileptiques, ne se plaint pas. L'amaigrissement continuant, et la malade s'obstinant à se nourrir avec la plus grande difficulté, on la force à garder le lit. Elle est alors auscultée, et on découvre dans les poumons les signes d'une tuberculose pulmonaire en voie de développement. Une diarrhée intense, rebelle à tous les médicaments, se déclare le mois suivant, et en novembre 1882, E... (Marguerite) succombait épuisée par les progrès de l'affection intestinale.

Or, en consultant les notes prises à ce sujet, nous remarquons que, depuis les premiers frissons, avant-coureurs de l'affection pulmonaire, la malade n'eut aucune attaque d'épilepsie tant diurne que nocturne.

A quoi attribuer cette amélioration inexplicable, si ce n'est à l'affection intercurrente dont l'apparition et le développement ont coïncidé avec la disparition des accès épileptiques ?.....

OBSERVATION XV
(Personnelle.)

B... (Marie), cinquante-trois ans, couturière, entre à l'asile de Bordeaux, en Février 1883.

Pas d'antécédents nerveux dans la famille.

Père, meunier, mort dans un âge avancé.

Mère morte d'une affection aiguë de la poitrine.

Ses frères et sœurs jouissent d'une bonne santé.

Elle-même n'a fait aucune maladie grave, a seulement présenté dans sa jeunesse des symptômes non équivoques d'hystérie. Douleurs au niveau du flanc gauche, sensation de constriction à la gorge, caractère très changeant. Un verre d'eau suffisait, à son dire, pour éloigner une crise imminente.

Mariée à dix-huit ans, elle eut plusieurs enfants. Des contrariétés sans nombre de la part de son mari et de sa nouvelle famille aggravèrent sa maladie nerveuse. Elle avait vingt-huit ans et était enceinte pour la quatrième fois, quand la mort de son fils aîné, arrivée par accident, devint pour elle la source d'un chagrin profond. Pour la première fois, à cette époque, elle eut une attaque nerveuse franche; elle écuma, se mordit la langue, se releva fatiguée, épuisée. Depuis lors, les attaques se renouvelèrent fréquemment et les années ne firent qu'accroître l'intensité et la fréquence des accès.

L'état de misère dans lequel elle était tombée par la mort de son mari et l'abandon de ses enfants, la conduisit à l'asile où elle nous fournit elle-même les renseignements consignés ci-dessus.

Un relevé exact des crises qu'elle a, nous donne les chiffres suivants :

En février, 39 accès ; en mars, 45 ; en avril, 48 ; en mai, 37 ; en juin, 42 ; en juillet, 41 ; en août, 25 ; en septembre, 12 ; en octobre, 8.

La diminution notable des accès pendant ces derniers mois nous surprit d'abord. Soupçonnant alors chez la malade un état anormal influençant l'affection nerveuse, nous l'interrogeâmes avec soin. Elle nous dit que depuis quelques mois, elle se sentait souffrante, qu'elle toussait un peu, et que surtout, elle avait une diarrhée intense. La malade fut envoyée à l'infirmerie au commencement de novembre. Là, la fièvre se déclara, et malgré tous les remèdes employés, la diarrhée ne s'arrêta pas. L'examen de la poitrine révéla l'existence de tubercules dans les poumons et l'amaigrissement de la malade, joint à la fièvre qui s'établit bientôt d'une manière définitive, nous mirent alors sur la voie du diagnostic. La suite ne fit malheureusement que confirmer nos prévisions, et un mois plus tard, la malade succombait.

Or, notre relevé de crises épileptiques nous faisait constater que depuis plusieurs semaines, les crises ne s'étaient pas reproduites. La simple réflexion nous fit alors découvrir la cause de la diminution des accès déjà observée ; *l'affection intercurrente s'était annoncée longtemps à l'avance, et n'avait pris réellement possession de la malade qu'au moment de la suppression des accès.*

DEUXIÈME PARTIE

De l'influence des Maladies intercurrentes sur l'Épilepsie héréditaire et congénitale

Quelle influence ont les maladies intercurrentes sur l'épilepsie *héréditaire et congénitale* ?

Avant de répondre à cette question, il nous paraît bon de définir ici ces deux variétés épileptiques.

Le nom d'épilepsie *héréditaire* doit être donné aux cas où la maladie est en rapport avec des névroses héréditaires telles que l'hystérie, la chorée et à plus forte raison l'épilepsie ; il n'est pas nécessaire que les ascendants aient été épileptiques, il suffit qu'ils aient eu une névrose de l'ordre convulsif, ou même, quelquefois, une névrose non convulsive.

Le nom d'épilepsie *congénitale* doit être réservé aux névroses qui dépendent, non pas de germes héréditaires, mais d'accidents survenus pendant la vie intra-utérine (contusions, chutes, impressions vives).

Pendant que la plupart des auteurs admettent cette seconde variété d'épilepsie, beaucoup, et parmi eux l'illustre et regretté professeur *Lasègue,* ne croient pas à l'hérédité de l'épilepsie.

« L'épilepsie, maladie d'évolution, dit Lasègue, n'est pas

héréditaire. La formule de l'hérédité épileptique, si elle existait, serait celle de toute généalogie : *epilepticus autem genuit epilepticum.* Or, les statistiques montrent que cet engendrement direct est l'exception. »

Lasègue ajoute plus loin, cependant, que l'épilepsie est une des maladies sur la genèse desquelles la santé des parents a le plus d'influence par voie détournée.

De là à admettre l'hérédité, il n'y avait qu'un pas, et deux sortes d'hérédité surgissaient alors : l'une directe, peu fréquente, l'autre indirecte, beaucoup plus commune. — Bien qu'il admît que des idiots, des alcooliques, des vicieux, des infirmes étaient plus disposés que les autres à donner naissance à des épileptiques, le savant professeur ne croyait pas à l'épilepsie héréditaire.

Bien différents d'opinion furent Portal, Esquirol, Herpin, Moreau (de Tours) et Trousseau. Tous, en effet, regardent l'épilepsie comme *héréditaire,* quand elle puise sa source dans d'autres névroses, telle que l'hystérie, la folie et autres affections constitutionnelles.

Foville et Voisin font une large part dans l'hérédité à ces mêmes maladies ; ils y joignent le rachitisme, l'alcoolisme et la chorée. Ces faits sont indéniables, et cette influence, prouvée dans l'hérédité, l'est encore sur l'individu isolé Les maladies constitutionnelles portent leur action sur les centres et déterminent la création de l'état nerveux dans le sens de la manifestation épileptique : « Toutes exposent plus ou moins aux névroses, disent MM. Ferrand et Vidal, les sujets qui en sont atteints, » et ils ajoutent : « Ce n'est pas directement qu'elles provoquent des accidents convulsifs, mais bien par l'intermédiaire des lésions qu'elles déterminent dans les appareils chargés d'exécuter le mouvement. »

Les exemples de toutes ces influences sur le système nerveux sont malheureusement trop nombreux pour que cette affirmation puisse être mise en doute.

Ainsi, Auguste *Voisin,* ayant pris avec le plus grand soin l'observation de 95 épileptiques, est arrivé aux résultats suivants :

12 avaient des antécédents scrofuleux et tuberculeux francs;

12 avaient des ascendants morts d'alcoolisme chronique, ou sujets, avant leur mariage, à des habitudes alcooliques invétérées.

Parmi le reste des 95 malades, 41 avaient des antécédents névrosiques, tels que : hystérie, chlorose; affections que l'on voit parfois se produire alternativement chez le même individu. Il résulte d'autres observations du même auteur, que 17 ménages dont le père ou la mère sont épileptiques ont donné naissance à 35 enfants, et que, sur ce nombre, 16 sont épileptiques ou morts de convulsions.

Du reste, des rapprochements cliniques remarquables, faits par le professeur *Meynert,* entre la manie et l'épilepsie, font comprendre la solidarité qui peut exister entre une névrose grave et une psychose (maladie mentale), non-seulement au point de vue de leur réunion chez un même malade, mais aussi au point de vue de la transmission héréditaire, soit que l'épilepsie soit transmise par un maniaque, soit qu'au contraire, *la manie* soit transmise par un épileptique. *L'épilepsie héréditaire* peut donc être admise.

L'épilepsie *congénitale* est celle qui s'accompagne fréquemment de malformation du crâne et d'une idiotie précoce, due à l'arrêt de développement du cerveau. C'est une maladie qui n'éclate qu'à un âge défini, ni au-dessus, ni au-dessous. Passé vingt ans, on peut affirmer qu'elle est, non pas invraisemblable, mais impossible. Plus redoutable que les autres maladies liées à l'évolution, elle ne se modifie, ni par le progrès de la vie, ni par les transformations du tempérament. Elle donne naissance à cette classe d'épileptiques qui peuple les Asiles, qui jette le désespoir dans les familles, et qui n'admet pas même les consolantes prévisions du médecin.

Cette sorte d'épilepsie se présente rarement d'emblée : elle s'annonce par un certain nombre de signes. Ces signes consistent en troubles de la sensibilité générale et de la sensibilité spéciale. Ce sont d'abord des vertiges, des absences, des bizarreries de caractère, et enfin une crise franche.

Développée chez l'enfant, l'épilepsie amène l'idiotie complète, ou tout au moins un arrêt de l'intelligence. Elle se complique parfois d'accès de délire. L'attaque est alors suivie d'une période d'intensité et de longueur variables de dépression ou d'excitation. La dépression peut varier de l'état d'hébétude à la stupeur la plus profonde ; l'excitation comporte tous les états intermédiaires entre la gaîté, la loquacité et le délire furieux. L'attaque d'épilepsie peut être séparée par des phénomènes consécutifs, par une période de longueur variable et de lucidité apparente. On remarque souvent dans le délire, et même dans l'état ordinaire, un certain nombre d'impulsions. Entre plusieurs attaques, le malade peut rester dans un état particulier de stupeur nommé « état de mal. »

Tel est le triste cortège de symptômes qui accompagnent le plus souvent l'épilepsie congénitale. Bien qu'elle ne relève pas des mêmes causes que l'épilepsie héréditaire, son pronostic n'en est pas moins sérieux.

Ces deux variétés d'épilepsie, dont la gravité est d'ailleurs presque égale, ont de nombreux points de contact.

La disposition héréditaire, les fortes impressions de la mère pendant la grossesse ou de la nourrice pendant l'allaitement, sont les causes les plus communes de cette espèce.

Vaillant et *Maisonneuve* citent de nombreux exemples aussi intéressants que concluants, pour l'hérédité et la connéité de l'épilepsie.

Esquirol trace des épileptiques héréditaires un portrait dont l'exactitude nous a vivement frappé et que nous reproduisons ici :

« Lorsque les enfants ont les yeux convulsifs, des tumeurs au cou, la voix grêle ; lorsqu'ils sont tourmentés de toux sèche et opiniâtre ; lorsque, devenus plus grands, ils éprouvent des douleurs au ventre sans diarrhée, ils deviennent rachitiques ; lorsqu'il survient un gonflement des testicules ; lorsque la main maigrit et le bras est impotent, ou la jambe est faible et boiteuse sans cause sensible ; lorsque les enfants sont saisis de frayeur sans sujet ; lorsqu'ils rient, pleurent, bâillent, se frottent le front, tremblent ; lorsqu'ils ont le sommeil entrecoupé par des rêves, on doit soupçonner l'existence de l'épilepsie. S'il survient des convulsions dans un âge plus avancé, ces signes commémoratifs peuvent aider à reconnaître l'épilepsie essentielle ; ils peuvent servir à apprécier l'influence des accidents qu'on regarde souvent comme cause de l'épilepsie, tels que les embarras digestifs, les vers, la suppression des règles, etc. »

Ces désordres ne sont-ils pas l'effet de la maladie préexistante, ou tout au plus des circonstances qui ont seulement favorisé le développement de la maladie ? Alors quel jugement porter sur des médicaments propres à évacuer, à rétablir les menstrues, à chasser les vers ? Ces médicaments ont souvent augmenté, rapproché les accès, parce qu'on ne remontait pas à la vraie source du mal.

Cette sorte d'épilepsie, plus terrible encore que l'épilepsie essentielle, subit-elle quelque modification à la suite de maladies intercurrentes ? Non, dans la plupart des cas.

C'est à peine si les accès sont suspendus par l'affection en voie de développement, et nous les voyons reparaître avec la même intensité au moment de la convalescence.

Les observations de cette sorte, que nous avons prises avec le plus grand soin et que nous publions un peu plus loin, le prouvent de la manière la plus évidente. Il suffira de comparer l'influence diverse d'une même maladie sur deux sujets atteints, l'un d'épilepsie héréditaire, et l'autre d'épilepsie acquise, pour se convaincre de la plus grande gravité de l'une que de l'autre.

De sorte que, sans accepter complètement l'aphorisme de Boerrhave : « l'épilepsie héréditaire ne guérit jamais », nous sommes obligé de reconnaître que les chances de guérison et même d'amélioration sont bien rares dans cette forme d'épilepsie.

OBSERVATION I
(Personnelle.)

Marie C..., quarante ans, célibataire, née à Bordeaux.

Antécédents héréditaires : Père épileptique; mère morte d'épithélioma de la face.

Notre malade, fille unique, vint au monde après une application de forceps et à la suite d'un accouchement des plus laborieux.

Elle est née, la tête déformée, a souffert pendant longtemps d'une conjonctivite purulente, a marché très tard et est restée d'une taille au-dessous de la moyenne. Semi-imbécile depuis son enfance, elle n'a pu apprendre ni à lire ni à écrire.

Elle eut son premier accès à douze ans; depuis lors, les crises sont devenues plus fréquentes, surtout la nuit.

Aura partant de l'abdomen remontant vers l'estomac et l'œsophage avec sentiment de constriction très vive.

Elle contracte, vingt ans après l'apparition de ses crises, dont la moyenne mensuelle etait de quinze à vingt accès, une pneumonie du coté droit. — Absence d'attaques pendant huit jours seulement et, dans les jours qui suivent, *accès plus intenses et plus nombreux*. — État mental de plus en plus faible; impossibilité pour elle de prendre sa nourriture; il faut la faire manger, l'habiller; mutisme absolu.

Morte pendant un accès survenu la nuit.

Pourquoi la maladie intercurrente n'a-t-elle pas eu ici une plus grande influence?

N'est-ce pas parce qu'elle est survenue chez une malade

atteinte d'épilepsie congénitale, variété que nous font admettre les différents symptômes présentés par Marie C...?

OBSERVATION II

(Personnelle.)

L... (Anne), vingt-huit ans, célibataire, entre à l'asile de Bordeaux, en Octobre 1880.

Antécédents héréditaires : Aïeul paternel mort dans un asile ; père alcoolique, avec intelligence très obtuse ; mère bien portante ; oncle mort de paralysie générale.

Notre malade, fille unique ; tête bien conformée. Pas d'asymétrie de la face. Front fuyant, visage peu expressif.

Elle a marché de bonne heure, ne présente aucun antécédent de scrofule ou de tuberculose, n'a jamais fait de maladie avant sa séquestration, a pu apprendre à lire et à écrire, a eu sa première crise à l'âge de cinq ans. Elle fut alors soumise à tous les vermifuges connus. Persistance des accès. A douze ans, aggravation des symptômes. Elle devient méchante après sa crise, s'irrite, menace, est cependant gardée chez elle ; les accès ne se renouvelant pas fréquemment.

A vingt-six ans, changement d'état mental ; elle refuse de manger, reste dans un mutisme absolu ; aggravation due, selon toute probabilité, à la plus grande fréquence des accès.

L... (Anne) est alors envoyée à l'asile où les crises reviennent en moyenne deux fois par semaine. Elle contracte en juin 1882 un *érysipèle de la face*, dont elle guérit en quelques jours.

Même nombre d'accès, persistance de l'état mental ; mutisme continuel sans *amélioration* aucune.

L'hérédité de l'épilepsie nous paraît assez établie chez cette malade pour expliquer la trop légère influence de la maladie intercurrente ; nous ne croyons pas utile d'y insister.

OBSERVATION III

N... Adèle, quinze ans, entrée le 7 octobre 1878, à la Salpêtrière (Service de M. Charcot).

Accidents nerveux chez sa mère, pas de convulsions, premier vertige
épileptique à dix ans, premier accès à onze ans. A quatorze ans,
la malade contracta une pleurésie qui dura deux mois sans *aucune
modification dans les accès.*

(Séglas, Thèse de Paris, 1883.)

OBSERVATION IV

P... Marie, vingt-deux ans, célibataire, entre à l'asile de Bordeaux en décembre 1866.

C'est une jeune fille lymphatique qui porte tous les signes
extérieurs d'une déchéance organique due sans aucun doute à
l'épilepsie, cause de sa séquestration. Ses membres sont peu
développés, son visage est asymétrique, son regard est éteint,
sa bouche déformée, ses dents en mauvais état, ses cheveux très
peu abondants. De chaque côté des maxillaires, existent des
traces non équivoques de ganglions suppurés. Son intelligence
est obtuse, elle n'a pu apprendre ni à lire, ni à écrire, pas même
à travailler.

Elle est épileptique depuis l'âge de douze ans et chose plus
triste encore, elle est fille d'un *père épileptique* et d'une *mère hémiplégique* depuis dix ans bientôt. L'hérédité vient donc aggraver chez
la malade, le pronostic de l'affection. Les crises dont la moyenne
mensuelle, pendant l'année 1867, était de trente accès pendant le
jour et de vingt-et-un pendant la nuit, s'aggravèrent encore pendant l'année 1868.

Au mois de juillet, P... Marie est atteinte d'une *pneumonie* du
côté gauche qui la retint au lit pendant une quinzaine de jours.
Les *accès d'épilepsie* quoique moins fréquents ne *disparurent pas*
pendant toute la période de cette maladie, car ce même mois, ils
dépassèrent le nombre *quarante-deux,* et, les mois suivants, ils
allèrent encore en augmentant jusqu'au jour où la mort survenue après une bronchite capillaire vint mettre fin à une existence
aussi triste.

Comment expliquer dans ce cas l'influence si peu sensible
de la maladie intercurrente ? Ne doit-on pas l'attribuer aux
antécédents héréditaires de la malade ?

Observation V.

(Due à M. Guimbail, interne à l'asile de La Roche-sur-Yon, Vendée.)

G... (Elie), âgé de dix-huit ans, célibataire, entre à l'Asile de la Grimaudière au mois de juillet 1881, avec un certificat médical constatant qu'il est atteint d'épilepsie avec tendance à la démence.

Fils *d'un épileptique* mort depuis quelques années, d'une mère qui a succombé encore jeune à une affection pulmonaire, le jeune G... est d'une constitution faible, d'un tempérament lymphatique. Il montre des instincts méchants et malpropres. On remarque chez lui une faiblesse très grande de l'intelligence, une inaptitude complète à quelque travail que ce soit ; quelquefois, cependant, il a quelques lueurs de raisonnement.

Les crises épileptiques ont débuté chez lui dès l'enfance ; elles n'ont fait que s'aggraver avec le temps. Il tombe plusieurs fois la nuit, aussi bien que le jour. Un relevé exact de ses crises nous donne pendant les mois d'août, septembre, octobre et novembre, une moyenne de cinquante attaques par mois.

En décembre, une fièvre scarlatine se déclare chez le jeune malade ; elle s'accompagne d'une température très élevée, mais elle évolue cependant sans complication d'aucune sorte. Pendant huit jours seulement, le malade n'eut pas de crises ; il entrait à peine en convalescence *qu'elles reparurent avec la même intensité et la même fréquence.* Le relevé de ses attaques donne un chiffre aussi élevé qu'aux mois d'août, septembre, octobre ; et depuis cette époque, l'affection, loin de rétrocéder, semble au contraire s'aggraver de jour en jour.

Observation VI

(Personnelle.)

B... (Alice), trente-trois ans, sans profession, entre à l'asile de Bordeaux en novembre 1881.

Epileptique depuis son enfance, fille d'un *père alcoolique* et d'une mère sujette à des *crises nerveuses,* de nature *hystérique,* elle avait deux ans quand elle eut sa première attaque. Quelques mois plus tard, nouvelle crise, et avec le temps, accès plus rapprochés. A l'époque de la menstruation, crises hebdomadaires, état mental très affaibli. La malade n'a pu apprendre ni à lire ni à écrire ; elle s'intéresse pourtant à ce qui se passe autour d'elle, n'est pas, en un mot, complètement imbécile. Mais après quinze ans, les crises deviennent de plus en plus fréquentes. Le caractère de la jeune B... devient contrariant, presque méchant, les facultés intellectuelles sont plus gravement atteintes. La famille la garde encore pendant des années, mais l'état ne faisant que s'aggraver, elle est envoyée dans un asile spécial.

Au moment de son entrée à l'asile, B...(Alice) est âgée de trente-trois ans. Sa tête est globuleuse, sa face très large, son front un peu moins haut à gauche qu'à droite. La parole est lente et embarrassée.

L'intelligence est profondément affaiblie et un état de démence très prononcée se manifeste déjà chez la malade. Elle présente de vagues idées de grandeur et de satisfaction. Elle ne peut dire le jour, la date et l'année.

Les crises reviennent presque tous les jours, elles sont presque toujours suivies d'une période d'excitation, qui se traduit par des cris, des menaces, des actes de méchanceté.

En 1882, elle est prise d'une *pleurésie droite* qui évolue d'une façon régulière et dure environ un mois.

Pendant tout ce mois, B... (Alice) n'eut que quatre crises, c'est-à-dire que pendant une vingtaine de jours elle fut indemne de tout accès, mais son épanchement avait à peine disparu, *qu'elle fut reprise d'accès aussi violents* que ceux qui avaient précédé son affection intercurrente. Mêmes cris, mêmes menaces, même affaiblissement intellectuel qu'auparavant.

En présence des antécédents nerveux constatés chez les parents de B..., l'influence à peine sensible de l'affection intercurrente s'explique de la façon la plus évidente. L'épilepsie étant héréditaire, ne devait être que très légèrement modifiée par la maladie fébrile.

OBSERVATION VII

(Personnelle.)

D... (Marie), âgée de trente-sept ans, entre à l'asile de Bordeaux en Mai 1881.

D'après le certificat médical, elle est atteinte d'épilepsie héréditaire et a de fréquents accès suivis d'une agitation très vive, qui la rendent dangereuse pour elle-même et pour les autres.

D... (Marie) est une femme de taille moyenne, de tempérament nerveux et d'une constitution assez robuste.

Son père succomba à une affection aiguë, à l'âge de cinquante ans, mais *sa mère* mourut *épileptique* à l'asile de Bordeaux.

Elle-même eut dans son enfance plusieurs attaques d'épilepsie; mariée néanmoins à l'âge de vingt-un ans, elle a eu trois enfants qui portent des traces de scrofule, mais ne paraissent pas avoir encore eu d'accès épileptiques.

Douée d'une intelligence assez médiocre, Marie D... avait avec son mari, alcoolique endurci, de fréquentes altercations, presque toutes suivies de crises amenant après elles une agitation très vive. Les hallucinations les plus bizarres hantaient alors son cerveau; elles affectaient à la fois l'ouïe et la vue.

Ces scènes de violence se reproduisant assez fréquemment, nécessitèrent la séquestration de la malade. Telle nous la trouvâmes à notre entrée dans l'asile. Les crises étaient fréquentes et suivies d'une agitation de même nature. Les accès, loin de diminuer, semblaient au contraire s'aggraver avec le temps, quand, en septembre 1883, Marie D... présenta tous les symptômes d'une fièvre typhoïde à son début. Le diagnostic fut confirmé dans les jours suivants, et la maladie, attentivement surveillée, évolua d'une façon régulière, sans autre complication qu'une température assez élevée pendant tout le temps que dura l'affection, et une congestion pulmonaire assez légère, qui disparut rapidement.

La malade entrait en convalescence au commencement d'Octobre. Pendant quinze jours, Marie D... n'avait pas eu d'accès, mais à peine la fièvre était-elle tombée, *les attaques reparurent égales en nombre et en intensité.*

Les antécédents personnels de cette malade *épileptique*, dès son enfance, issue d'une mère morte en état de *mal épileptique*, peuvent seuls nous rendre compte du peu d'influence exercée par la maladie intercurrente, sur la marche de l'épilepsie, dont l'hérédité ne peut être mise en doute dans le cas présent.

OBSERVATION VIII

(Personnelle.)

G... (Rose) entre à l'asile de Bordeaux en février 1879, âgée de treize ans.

Elle est épileptique depuis l'âge de trois ans. Ses crises sont précédées d'agitation, de cris et de violences qui ont nécessité sa séquestration.

Antécédents héréditaires : Père mort subitement à la mer ; tempérament très sanguin ; *crises fréquentes d'épilepsie. Mère* nerveuse, ayant des crises d'*hystérie.*

Elle a eu sept frères, dont deux sont morts, paraît-il, de fièvre typhoïde, vers l'âge de sept ans ; un autre, du croup, et les trois autres morts en bas âge ; le dernier est vivant, mais très souffreteux.

G... (Rose) est une fille assez bien développée, d'un tempérament lymphatique, et porte quelques traces de scrofule ; son caractère est pétulent et très mobile, elle ne semble pas douée cependant de mauvais instincts. Elle a par moments une grande agitation. Lorsque les accès vont la prendre, elle court en criant, devant elle, jusqu'à ce qu'elle rencontre un obstacle. Alors, elle pâlit et s'affaisse ; parfois la crise s'arrête, c'est un simple vertige. D'autres fois, elle a des convulsions très fortes, c'est un véritable accès.

Elle a plusieurs attaques par semaine. Le mal empire et le nombre des accès progresse avec le temps. Son caractère devient plus irascible, elle rentre en fureur à la moindre contrariété. On ne peut l'occuper à aucun travail, on ne peut fixer son attention ni rien lui apprendre ; elle ne sait pas compter, n'a pas la notion du temps écoulé. Ses crises sont quotidiennes.

En Mai, elle tombe malade, a de la fièvre, des douleurs de tête et tousse légèrement. La température est très élevée, elle atteint 39°.

Le lendemain, une éruption de rougeole se montre, d'abord à la face, et atteint ensuite le tronc et les membres. Pendant quatre jours, la température oscille entre 38° et 39°, pour diminuer les jours suivants, revenir au degré normal pendant que l'affection disparaît.

Six jours durant, G... (Rose) n'eut aucune crise, mais le septième, elle demande à se lever, se met en colère, menace de déchirer ses couvertures, et est prise d'un accès dont l'intensité était aussi grande que celle des attaques précédentes. Les jours suivants, *retour des mêmes accès.*

L'affection intercurrente avait donc passé sans laisser chez la jeune malade trace de son passage. — A quelle cause l'attribuer ici ?...

Pour nous, les antécédents héréditaires de G... (Rose) ont seuls empêché l'influence bienfaisante de la maladie fébrile.

OBSERVATION IX

(Due à M. POULLAIN, interne à l'asile de Limoges.)

L... (Marie), célibataire, âgée de vingt-sept ans, entre à l'Asile de Naugeat, près Limoges, en janvier 1881.

Elle est atteinte d'épilepsie *congénitale*, avec accès fréquents ayant entraîné un affaiblissement intellectuel très notable.

Son père est alcoolique, et sa mère dit s'être blessée par accident pendant sa grossesse.

Les accès se manifestèrent chez L... (Marie) dès l'enfance, et, depuis, ils ne firent qu'augmenter en nombre et en intensité.

Pendant les années 1881, 1882 et 1883, la moyenne était à peu près de douze crises par mois.

Au mois de mai 1883, la malade eut une métrorrhagie abon

dante qui nécessita le repos au lit et un traitement pendant plusieurs jours. Pendant tout ce temps, la malade n'eut pas d'attaques, mais le mieux s'était à peine manifesté que les accès étaient revenus, et le mois suivant, ils s'étaient élevés au nombre ordinaire.

En *décembre* 1883, nouvelle métrorrhagie plus abondante que celle du mois de mai. Phénomènes fébriles qui nécessitent de nouveau un repos de quelques semaines, et suspendent complètement les accès d'épilepsie.

Mais en janvier 1884, *retour des mêmes accès* avec une agitation plus grande pendant les premiers jours. Le 9 du même mois, attaque plus forte à laquelle succombe la malade.

Sans rechercher ici la cause véritable de la mort de L... (Marie), qui, selon nous, serait plutôt due à l'affaiblissement consécutif aux hémorrhagies graves de mai et de décembre, qu'à l'aggravation de l'état épileptique, nous ne devons pas perdre de vue l'influence de la maladie intercurrente. Pourquoi n'a-t-elle pas eu chez cette malade des effets aussi bienfaisants que chez beaucoup d'autres épileptiques?... Ne sommes-nous pas en droit de croire que c'est seulement parce qu'ici l'épilepsie était congénitale, et, comme telle, plus réfractaire à des modifications sensibles?...

OBSERVATION X

C... (Charles-Louis), sans profession, âgé de vingt-deux ans, entre à l'Asile de la Grimaudière (Vendée) au mois de mai 1882.

Idiot depuis sa naissance, il n'exprime pas même ses besoins les plus élémentaires.

Épileptique dès son bas âge, il a très fréquemment des vertiges, plus rarement des attaques. D'un caractère très méchant, il frappe ceux qui l'approchent.

Antécédents héréditaires : Sa grand'mère est morte de *paralysie* à cinquante-quatre ans ;

Son grand-père, *alcoolique* et sujet à avoir des *attaques nerveuses,* eut cinq enfants :

A. *Marie*, saine, mais *faible d'esprit*, qui s'est mariée à trente ans, et eut deux enfants :

1° Une fille paralysée à quinze mois, à la suite de *convulsions*, qui se rétablit; eut un enfant d'un inconnu et mourut en le mettant au monde. Elle avait alors vingt-quatre ans, et était presque *imbécile*.

2° Un garçon, mort à quatorze ans, *imbécile*, n'ayant jamais parlé ni marché.

B. *Jeanne*, c'est la mère de notre malade. Elle fut toujours languissante, *faible d'esprit*, et quoique non mariée légitimement eut quatre enfants :

1° Notre malade ;

2° Un garçon vivant, mais languissant et *faible d'esprit ;*

3° Un garçon, jusque-là bien portant;

4° Une fille morte à deux ans, *de convulsions*.

C. *Jean*, à peu près *idiot*, qui a eu trois enfants d'un mariage légitime :

1° Un garçon mort *phtisique*, à dix ans ; .

2° Une fille morte, à deux ans, de variole hémorrhagique, probablement;

3° Une fille, vivante, mais *nerveuse*, souffrant continuellement de névralgies.

D. *Marguerite*, hémiplégique et *épileptique* dès son enfance, après avoir eu des convulsions.

E. *Victorine*, morte à douze ou treize ans, *phtisique*.

C.... (Charles-Louis), fils de *Jeanne*, et de père inconnu, est un jeune homme de taille moyenne, mais d'un aspect presque repoussant. Son caractère est très violent, il est agressif, porté aux mauvais instincts. Il a des attaques très fortes, suivies de crises d'agitation pendant lesquelles il frappe les gardiens, quelquefois même assez grièvement.

En octobre 1883, il contracte, à la suite d'un refroidissement de plusieurs heures, une broncho-pneumonie très intense énergiquement traitée ; la fièvre, assez vive, dura quelques jours seulement. Les accès avaient disparu pendant la maladie, mais aussitôt que la fièvre fut tombée, *un vertige survint*, de même nature que les précédents. Les jours suivants, *retour des mêmes vertiges*, et bientôt, *crise franche très intense*, suivie d'une agitation très vive. Depuis lors, aucune modification ne s'est produite dans l'état du malade.

Où trouver ailleurs un plus bel exemple de l'hérédité nerveuse, et comment désirer plus complets les symptômes d'épilepsie héréditaire?

Devons-nous être étonné, après cela, que l'affection inter-currente, bien que fébrile, ait eu si peu d'influence? Non, à notre sens; et cet exemple prouve, une fois de plus, que l'épilepsie héréditaire est, dans la plupart des cas, réfrac-taire à l'influence bienfaisante des maladies intercurrentes.

Telle était l'affirmation que nous avions cru devoir porter, et que nous croyons parfaitement en accord avec l'expé-rience et l'observation.

TROISIÈME PARTIE

Du Bromure de potassium dans le traitement
de l'Épilepsie idiopathique
— Des conditions de son emploi. —

L'épilepsie *Idiopathique* dont il a été question dans la première partie de notre travail, l'épilepsie *héréditaire* et *congénitale* dont nous avons rapporté quelques observations dans la seconde partie; ces deux sortes d'épilepsie compliquées, ou non, d'aliénation mentale ou de délire, doivent-elles être soumises à un traitement quelconque?

La thérapeutique peut-elle nous fournir des armes pour combattre une plaie si redoutable, ou faut-il, abandonnant un vain espoir, laisser victimes de leur pénible affection des êtres qui deviennent bien vite pour eux-mêmes et la société, un objet de pitié, quelquefois même d'horreur?

A cette question, nous répondons sans hésiter que l'indifférence ou le découragement en pareille circonstance seraient condamnables; qu'on doit, au contraire, selon nous, intervenir le plus promptement possible pour opposer une barrière à une affection si grave. Il faut savoir profiter de tous les moyens qui sont de nature à faciliter une intervention efficace et recourir sans trêve aux médications capables d'entraver la triste maladie.

On peut, comme l'écrit le Dr *Auguste Jansen*, tenter la

guérison de l'épilepsie, quelle que soit son ancienneté; si l'on n'obtient pas la cure radicale, on aura au moins la satisfaction d'amener une amélioration notable dans l'état du malade.

L'agent de médication par excellence est, selon nous, le *bromure de potassium.*

Le traitement de l'épilepsie par le bromure de potassium mérite-t-il, d'une part, les éloges exagérés que font de lui certains auteurs? Doit-il être, d'autre part, critiqué aussi sévèrement par des médecins qui voudraient le bannir de la thérapeutique, pour le remplacer par des médicaments qui seraient encore à trouver ou par d'autres dont les vertus sont des plus contestables?

Entre l'excès d'éloges accordés à ce médicament et les critiques amères dont il est l'objet, il y a, selon nous, une juste mesure à garder. Le bromure de potassium n'est pas une panacée, ce n'est pas non plus un remède sans valeur, mais c'est un médicament d'une réelle utilité dans certains cas d'épilepsie, et nous rapporterons des observations qui prouvent, de la manière la plus certaine, que *ce sel bromique, employé en temps opportun, a éloigné, avec probabilité de guérison absolue, le retour d'accès épileptiques modifiés par des maladies intercurrentes.* Un fait est vrai cependant, c'est qu'on ne doit approuver en aucune manière la pratique qui consiste à formuler un traitement avec le sel bromique d'une façon en quelque sorte magistrale et applicable à tous les cas, rien n'est plus contraire aux saines données de la clinique et de l'observation; la maladie change avec le sujet, autrement dit, chaque individu imprime à la maladie son cachet spécial. Omettre l'influence de la médication par le bromure sur les troubles psychiques, surtout quand il s'agit de symptômes de cet ordre, tenus sous la dépendance immédiate de l'épilepsie, serait une lacune qu'il faut éviter.

La médication bromurée compte déjà d'ailleurs à son actif plusieurs cas de guérison de mal épileptique. Ainsi, dans un Mémoire sur les bromures alcalins dans le traitement des maladies nerveuses, M. *Bulard* a pu dire en 1872 :

« Le bromure de potassium a conquis une vogue devenue même populaire dans le traitement des maladies nerveuses et principalement de l'épilepsie, dont il est devenu pour ainsi dire le spécifique. »

Le même auteur relate une série de cas dans lesquels il a obtenu, grâce à ce médicament, une guérison complète. Sur quarante malades traités par lui, il rapporte dix cas de guérison complète et douze cas d'amélioration très sensible. Quelques-uns des malades soumis à ce traitement présentaient du délire consistant tantôt en excitation maniaque très intense, tantôt en hébétude et prostration ; ils ont vu disparaître leur *affection mentale* en même temps que les *crises épileptiques.*

Déjà, avant M. *Bulard*, M. *Legrand du Saulle* avait publié deux mémoires où il s'attachait à démontrer la curabilité de l'épilepsie, ce que beaucoup *d'auteurs*, et notamment *Tissot, Trousseau* et *Herpin*, avaient déjà nettement établi; il croit pouvoir garantir le succès 33 fois sur 100. (*Annales médico-psychologiques*, 5me série, t. III, p. 137.)

En 1877, un médecin allemand, le Dr *Stark*, public que, dans les cas de *folie épileptique*, grave, invétérée et compliquée, le *bromure de potassium* lui a rendu les plus grands services. Dans 61 à 64 pour 100 de tous les malades traités, *il a atténué ou supprimé les attaques.*

Plus près de nous, M. *Arthaud*, de Lyon, a voulu vérifier, dans son service de l'Antiquaille, les résultats publiés par les auteurs, et il l'a fait en véritable clinicien.

Ses expériences ont porté sur 14 épileptiques hommes, tous aliénés, atteints depuis fort longtemps du mal comitial. Voici les résultats obtenus :

Dans 7 cas, la médication bromurée a complétement ou presque complétement échoué.

Dans 3 cas, on a constaté une amélioration réelle.

Dans 4 cas, enfin, l'état des malades était devenu progres-sivement si satisfaisant, qu'on eût été porté à répondre de leur guérison définitive, si l'épilepsie, et surtout l'épilepsie compliquée d'aliénation, ne déjouait souvent les expériences les mieux assises.

Plus récemment, M. *Ball* s'exprime ainsi à ce sujet :

« Le traitement des troubles intellectuels ne saurait être séparé de celui de l'épilepsie en général. L'usage prolongé du bromure de potassium donne, au point de vue des accidents convulsifs, d'excellents résultats. »

Et enfin, M. *Magnan* formule son opinion dans ces termes :

« Les bromures, et plus particulièrement le bromure de potassium, forment encore la base du traitement classique de l'épilepsie. »

C'est ainsi que dans une thèse récente, soutenue en 1881 devant la Faculté de Paris, M. *Hublé,* bien que vantant différents bromures, tels que ceux de camphre, de zinc, d'arsenic et de sodium, a dû reconnaître au bromure de potassium une véritable suprématie dans le traitement de l'épilepsie.

Voilà ce qui nous explique comment à peine entré dans le domaine de la thérapeutique depuis 1853, grâce aux soins des docteurs anglais *Locock* et *Wilks,* le bromure de potassium a déjà conquis les suffrages de ceux qui sont en France à la tête de la médecine mentale : *Bazin, Falret, Aug. Voisin, Legrand du Saulle, Ball* et *Magnan.*

Son efficacité a été également reconnue par des savants d'une valeur non moins considérable, tels que *Brown-Séquard, Hardy* et *Germain Sée* qui, s'appuyant sur une expérimentation de plus de quinze années, reposant sur 130 cas, dont 58 ont été observés par lui, pendant une période d'au moins 40 mois, a pu proclamer *le bromure de potassium* comme *seul remède de l'épilepsie.*

« J'ai expérimenté, dit-il, toutes les médications nouvelles préconisées contre les névroses convulsives, mais j'en reviens toujours aux sels de brome qui, en réalité, sont d'un grand secours dans le mal comitial. »

Comment agit le bromure de potassium ?

Quelle est la nature de cette action? Cliniquement parlant, on est porté à affirmer que le bromure de potassium est un hyposthénisant d'une très grande puissance.

Quel en est le mécanisme? Est-ce une action exclusivement élective sur le bulbe rachidien, et par suite sur les manifestations réflexes? Et si l'on peut dire d'une manière générale que le bromure de potassium diminue l'innervation cérébro-spinale, agit-il directement sur la texture et la nutrition de l'élément nerveux, ou indirectement en modifiant la circulation, et notamment la circulation capillaire de certaines parties de l'axe cérébro-spinal? Questions non encore résolues. Personne n'a vu, jusqu'ici, l'altération matérielle de la fibre ou de la cellule nerveuse pouvant être rapportée à l'action du bromure. Mais le trouble de la circulation est indéniable : action spéciale sur les vaisseaux, diminution, gêne de la circulation capillaire, et, comme conséquence, diminution de la sensiblité et des mouvements réflexes, voilà ce qu'il nous est donné de constater. Aller au-delà, serait nous lancer dans le champ des hypothèses; mais c'en est assez pour justifier, en une certaine mesure, la faveur dont ce médicament est en possession.

Telle serait aussi sa manière d'agir, d'après le docteur *Laborde* :

« Le bromure de potassium, dit-il, exerce une action prédominante, et en cela élective, sur le système nerveux en général, et plus spécialement sur les phénomènes sensitivo-moteurs d'ordre réflexe, en impliquant simultanément l'organe central de l'élaboration de ces phénomènes et les expansions nerveuses sensitives périphériques.

« Cette action se porte secondairement et accessoirement sur les organes de la mobilité spontanée, cerveau et conduc-

teurs nerveux, et ce contraste entre deux ordres de phénomènes est une des caractéristiques de l'influence physiologique du bromure. » (*Annales médico-psychologiques,* 1870,
t. III, p. 141.)

Il est une objection, cependant, que l'on élève contre le
bromure de potassium, et à laquelle nous croyons devoir
répondre.

Le bromure de potassium, dit-on, est un bon médicament,
mais il est la source *d'accidents* qui sont de nature à en
faire rejeter l'emploi.

On reproche, en effet, au sel bromique, de produire des
céphalées, des maux de gorge, des accidents gastriques, de
l'acné, et enfin de l'affaiblissement des facultés intellectuelles.

Tout d'abord, ces faits ne se produisent pas toujours ; ils
se rencontrent, au contraire, très rarement ; au point que,
M. Bulard, qui a expérimenté sur un grand nombre d'épileptiques, a pu dire qu'il n'avait pas rencontré les accidents
de bromisme signalé par les auteurs.

Pour d'autres, ces différentes manifestations sont sans
importance, et le docteur *Stark,* de Stephansfeld, a pu écrire
ce qui suit au sujet de l'acné, qui survient le plus fréquemment :

« *L'acné,* qui est survenue dans 60 p. 100 des cas pendant
l'emploi du bromure, n'a aucune signification critique ; elle
disparaît d'elle-même, quand le traitement est continué
pendant quelques jours... »

On reproche également au bromure de potassium d'affaiblir à la fois, et les facultés mentales, et les forces physiques.

Que ce médicament, qui est un sédatif par excellence,
amène dans l'organisme des effets qui se traduisent par de
la dépression et de l'abattement, nous n'y contredirons
point ! Mais, n'est-ce pas là un résultat désirable dans la
plupart des cas ? Ne l'emploie-t-on pas le plus souvent chez
des épileptiques dont le délire s'accompagne d'excitation

très vive, de mouvements très violents après chaque nouvel accès? N'est-il pas, alors, plutôt là la source d'un bien réel?...

Et quand bien même la médication bromurée s'accompagnerait parfois de dépression intellectuelle, les désordres qui sont alors produits ne sont que passagers et en rien comparables aux lésions beaucoup plus graves d'un état épileptique s'aggravant chaque jour. Dans ce cas, ne reste-t-il pas au médecin la ressource de préparations toniques, de douches et autres agents de médication susceptibles de réparer, d'une façon rapide, des troubles qui disparaissent avec la plus grande facilité?...

Pour produire ces effets, le bromure de potassium doit être employé dans des circonstances particulières et avec certaines précautions.

Les observations que nous publions plus loin tendent à prouver que le traitement, par le bromure de potassium, d'une épilepsie essentielle *déjà modifiée par une maladie intercurrente,* est le plus souvent suivi de *succès.* Ainsi s'expliquent, pour nous, les insuccès dans le traitement de l'épilepsie invétérée. Dans ces cas, l'affection nerveuse n'avait été modifiée par aucune maladie intercurrente.

Un état fébrile de quelque durée, modifiant déjà le cours des accès, est certainement la circonstance la plus favorable qui puisse précéder le traitement bromuré.

De plus, il ne suffit pas d'employer le médicament, il faut encore le faire avec mesure et avec méthode. Commençant par des doses assez faibles, il faut arriver progressivement jusqu'à des quantités assez élevées, afin d'obtenir l'effet désiré. Il n'est pas rare qu'il faille porter la dose jusqu'à dix et même douze grammes. De plus, il faut bien se garder de suspendre brusquement le médicament quand les accès ont disparu; on doit, au contraire, diminuer progressivement les doses. De la sorte, les heureux effets se maintiendront avec espoir de guérison complète.

En administrant le bromure avec méthode, on arrive faci-

lement à maintenir, d'une façon continue, le sujet sous
l'influence de la médication, chaque nouvelle dose venant
ajouter son action à celle de la dose qui l'a précédée.

Comme *Gubler* le conseille, il faut suspendre, par inter-
valles, l'emploi du médicament, « afin d'éviter les effets
cumulatifs produits, non par des doses successivement
emmagasinées, mais par une action pharmaco-dynamique à
pression ou à tension croissante. »

Quand les accès auront disparu, il sera encore nécessaire
de maintenir l'économie, pendant des mois, sous l'influence
de l'agent thérapeutique, non plus d'une manière constante,
mais par des reprises suffisamment rapprochées.

Comme conclusion de ces pages, nous pouvons redire
avec *Gubler* :

« Le bromure de potassium guérit quelquefois, et ne nuit
presque jamais. » *(Commentaires de thérapeutiques.)*

Observation I

M... (Jean-Baptiste) a eu sa première attaque à la guerre de
Crimée, il était alors âgé de vingt et un ans.

Depuis cette époque, accès fréquents, plus souvent pendant la
nuit que le jour. Ses crises diurnes sont suivies d'une période
d'agitation violente. Ce sont des cris affreux, des menaces, des
scènes de violence, des courses folles à travers champs.

L'intensité des crises s'accroît avec le temps, et, anéanti par
des accès de plus en plus fréquents, M... refuse tout travail et
tombe dans un marasme intellectuel qui devient chaque jour
plus profond.

Le retour des scènes de fureur déjà décrites nécessite sa séquestration. Les renseignements pris auprès de sa famille nous permettent d'éliminer à son sujet toute idée d'hérédité.

Son père est mort dans un âge avancé, de paralysie consécutive
à un ictus apoplectique, il est vrai, mais jamais il n'avait présenté de signes d'affection mentale ou d'habitudes alcooliques
très accusées.

Sa mère, très âgée, se porte bien.

Ses trois frères jouissent d'une excellente santé.

Lui, n'a jamais fait de maladie grave, ni d'excès alcooliques.

D'aspect physique, presque repoussant, M... porte sur son visage les traits caractéristiques de sa maladie. Il est sombre, ses regards restent fixés dans le vide, c'est à peine s'il répond quand on lui parle.

Les accès reviennent en moyenne deux à quatre fois par jour, ce qui fait pour chaque mois une série d'attaques, variant entre 50 et 65, et cela, pendant plusieurs années (1879 à 1883).

En juin 1883, M... contracte une pneumonie du côté droit. Cette affection évolue avec assez de régularité : pendant six jours la température oscille entre 39° et 40°. La convalescence se déclare après une quinzaine de jours ; pendant tout le cours de la maladie, M... n'avait pas eu un seul accès.

La convalescence à peu près terminée, les accès reparaissent ; ils sont moins intenses toutefois et surtout beaucoup moins fréquents. Le trouble mental a diminué, c'est à peine s'il s'accuse par quelques cris et par de la divagation.

Un traitement au bromure de potassium à doses progressives est institué. Sans succès d'abord, ce médicament amène bientôt une amélioration notable dans l'état du malheureux épileptique. Ses accès sont moins nombreux, c'est à peine s'il a six ou huit crises par mois. Malheureusement, les désordres mentaux, trop accusés et trop aggravés par les périodes d'agitation signalées, ne suivirent pas la marche favorable de l'épilepsie, à l'agitation fit suite de la mélancolie, mêlée à l'indifférence la plus complète, et l'état de démence, s'est établi chez notre malade, mais avec accès épileptiques beaucoup moins fréquents et très rarement suivis d'agitation.

Les effets du traitement bromuré dans le cas présent nous semblent indiscutable. Le remède a empêché, d'une part, le retour d'accès trop fréquents et trop intenses, et d'autre part, il a modifié d'une façon heureuse bien qu'incomplète l'état d'agitation extrême consécutif à chacune des crises. L'état de démence, qui s'est établi ici, reconnaît plutôt pour cause les désordres dus à l'épilepsie déjà ancienne que l'emploi du bromure qui fut d'ailleurs de courte durée.

OBSERVATION II

(Personnelle)

Ch... (A.), vingt-cinq ans, tailleuse, née à Bordeaux.

Entrée à l'Asile le 10 juin 1883, parce qu'après chacune de ses attaques elle était en proie à une agitation excessive, pendant laquelle elle déchirait tout ce qui était à sa portée, se précipitait sur les personnes qui l'entouraient, les frappant avec tout ce qui lui tombait sous la main.

Les renseignements pris auprès de sa famille nous apprennent que, fille d'une mère morte non aliénée à quarante-huit ans, et d'un père qui a succombé à une fièvre typhoïde à cinquante ans, elle n'a présenté dans sa jeunesse aucun signe de scrofule. Ses deux sœurs sont bien portantes, sans trouble mental. Elle-même n'a rien éprouvé jusqu'à l'âge de huit ans. A cette époque, elle eut, pour la première fois, des convulsions nerveuses.

Son premier accès fut consécutif à une peur, il eut lieu la nuit. Une respiration stertoreuse réveilla sa famille, qui constata que son oreiller était mouillé, que sa langue saignait et qu'elle était dans une stupeur profonde. Dans la suite, les accès revinrent, se multipliant avec le temps, jusque vers l'âge de quatorze ans.

A ce moment, un état de malaise avec fièvre s'établit chez Mlle Ch. A... Elle fut obligée de garder le lit pendant plus de huit jours. Elle avait la fièvre, se plaignait de vives douleurs répandues dans tout le corps. Ce malaise était-il dû au simple établissement des règles, ou relevait-il de quelque autre cause ?... Il est difficile de se prononcer à ce sujet. A quelque distance de là, les règles apparurent.

Un fait important s'était produit et n'avait point échappé à la famille. Ch. A..., dont les crises étaient presque quotidiennes, n'avait pas eu d'attaques depuis sa maladie. Cette amélioration fut cependant de courte durée, et de nouveau l'épilepsie s'était manifestée, quand, sur l'ordonnance d'un médecin, la jeune fille fut soumise à un traitement par le bromure de potassium employé à doses progressives. Sous l'influence de cette médication, l'*état épileptique disparut* au bout de quelques mois ; le traitement fut alors abandonné. La jeune fille avait alors quinze ans.

Pendant plusieurs années, dix ans à peu près, Ch. A... n'eut pas de crises épileptiques ; mais au mois de mai 1883, à la suite d'une violente contrariété, le mal fit de nouveau son apparition. Une première crise eut lieu la nuit : un rire nerveux s'empara de la jeune fille, dura plusieurs heures et fut suivi d'un état de prostration manifeste. La malade devint triste, lypémaniaque ; on voulait l'empoisonner, la mettre à mort, elle avait des ennemis. Cette crise d'un nouveau genre fut de courte durée, elle fut remplacée par une crise d'agitation très vive, qui malheureusement se reproduisit après chaque attaque, et qui nécessita la séquestration de Ch. A... à l'asile de Bordeaux, où nous avons pu l'observer. La manie épileptique était constituée ; elle en a présenté et en présente encore tous les caractères.

Deux faits semblent dignes d'attention dans cette observation : c'est d'abord l'heureux effet du bromure de potassium employé à haute dose sur un terrain déjà préparé par l'apparition d'une maladie fébrile intercurrente. Et ensuite, l'éclosion soudaine, après une émotion vive, d'une affection mentale dont la jeune fille portait en elle les germes dus à un état de cachexie consécutif aux crises épileptiques de l'enfance et à la suspension complète et trop hâtive du traitement bromuré.

Observation III

(Personnelle.)

B.., femme M.., née à Bordeaux, quarante-quatre ans, tailleuse.

Mère morte à cinquante-six ans, à la suite de maladies occasionnées par le retour de l'âge, au dire de sa fille.

Père âgé de soixante-quinze ans et bien portant.

Sœur bien portante.

Réglée à l'âge de onze ans, sans phénomènes particuliers à

cette époque, M..., B... n'a eu, dans sa jeunesse que des fièvres intermittentes qui ont duré dix-huit mois.

Mariée à vingt-quatre ans, elle a eu un fils douze mois après, qui s'est toujours bien porté.

En 1873, à l'âge de trente-quatre ans, elle eut une première attaque de nerfs à la suite de grandes fatigues.

Elle était restée plusieurs nuits sans sommeil, au chevet d'un malade pendant qu'elle s'occupait à coudre pendant le jour; ces fatigues excessives furent suivies d'accidents nerveux que M...., B..., dit répondre à une attaque de nerfs.

Elle est tombée tout d'un coup, dans l'atelier où elle se trouvait; à peine avait-elle eu le temps de jeter un cri. Elle a alors perdu connaissance, et ne s'est réveillée que quelques instants après sans pouvoir se rendre compte de ce qui s'était passé. On lui aurait dit qu'elle avait eu des mouvements de contorsion sur elle-même et après, une respiration haletante presque stertoreuse.

La semaine suivante, nouvelle attaque du même genre et pendant deux mois, série d'attaques se ressemblant parfaitement, survenant sans aura prémonitoire, ne laissant à M... B... que le temps de jeter un cri suivi d'une chute dans l'endroit où elle se trouvait, presque toujours du côté droit.

Ces attaques disparurent deux mois après leur apparition. Cette amélioration paraît due à un traitement médical qu'il est difficile de préciser. Elles furent remplacées par des vertiges survenant surtout après des contrariétés et des peurs. Cet état dura à peu près une année et disparut complètement. Pendant tout ce temps, le traitement avait été continué.

Depuis lors, jusqu'en janvier 1884, elle n'avait rien ressenti; à cette époque, elle ressentit des langueurs d'estomac, précédées de douleurs au niveau de la jambe droite. Ces douleurs sont suivies de bâillements, de sensations d'étouffement, de langueurs, symptômes qu'on peut rapprocher des vertiges de nature épileptique. De plus, la malade éprouve des sensations désagréables, est en proie à des idées bizarres. Elle se réveille en sursaut, se figure qu'elle devient folle, qu'elle va tuer quelqu'un de sa famille. Quand elle est en proie à ces idées, elle se lève, se promène quelques instants, voit ensuite se dissiper ces sensations désagréables, et est prise d'un tremblement général qui est suivi d'une chaleur intense, après laquelle elle peut prendre du repos.

Ces phénomènes se reproduisaient presque toutes les nuits.

Interrogée au point de vue de la santé physique, M... B..., ne présente rien d'anormal.

Les appareils circulatoire, respiratoire, digestif, fonctionnent régulièrement.

Du côté du système nerveux : Sensibilité à la douleur et à la température normale; sensibilité au contact légèrement atténuée.

M... B... est incapable d'indiquer le nombre de piqûres qui lui sont faites, si on ne laisse entre elles un intervalle plus considérable qu'à l'état normal.

Les réflexes sont diminués, surtout le réflexe rotulien.

Légère dystrophie des ongles, tant aux mains qu'aux pieds.

Aucun autre trouble de sensibilité générale ou spéciale.

La vue seule paraît atteinte; depuis les premières attaques elle a baissé considérablement, à un tel point que la couture est impossible à M... B...

L'ouïe, le goût et l'odorat sont parfaitement conservés.

En présence de ces symptômes qui semblent plutôt se rattacher à un état épileptique latent (M... B... ne présentant aucun symptôme hystérique tant physique que moral; jamais elle n'a eu la sensation de constriction à la gorge, jamais non plus d'inégalités de caractères, ou des douleurs limitées à un certain point), un traitement au bromure de potassium est institué.

Sous l'influence de cette médication prolongée pendant quelque jours, *vertiges* et idées bizarres *ont complètement disparu ;* il ne reste plus à l'heure présente, chez M... B..., qu'une lassitude profonde généralisée à tous les membres : le sommeil a lieu régulièrement et dure toute la nuit.

OBSERVATION IV

(Due à M. POULLAIN.)

P... (Louise), vingt-huit ans, célibataire, entre à l'asile de Limoges le 5 juin 1883.

Le certificat d'admission porte qu'elle est atteinte d'épilepsie et que son état nécessite son placement dans une maison d'aliénés. (Point de renseignements complémentaires.)

P... est une malade qui, depuis son entrée à l'asile, a une moyenne de huit attaques par mois ; elle est traitée par le bromure de potassium (dose : quatre grammes par jour) ; ce traitement modifie peu les crises.

Le 2 janvier 1884, P... cherche à s'évader : elle veut sauter un mur de dix pieds de hauteur environ ; dans sa chute, elle se brise la jambe gauche. On constate une fracture du tibia et du péroné à l'union du tiers moyen avec le tiers inférieur ; le trait de la fracture est oblique en bas et en avant.

Le déplacement est considérable, à tel point que les fragments forment un angle dont le sommet est dirigé en avant.

On constate du chevauchement.

La malade se plaint d'une douleur intense au niveau de la fracture.

On sent facilement la crépitation ; le membre est naturellement impotent. Un appareil à fracture est appliqué.

Au bout de quarante-cinq jours, c'est-à-dire le 24 février, il est enlevé, et la consolidation est suffisante.

Depuis le 2 janvier, jour de la fracture, P... n'a plus aucune attaque d'épilepsie, jusqu'au 29 janvier. Ce jour, elle a eu une attaque peu intense, relativement aux attaques antérieures à l'accident.

Du 29 janvier au 14 février, elle n'a eu que deux autres attaques. En résumé, trois attaques en quarante-cinq jours, tandis qu'antérieurement, il y en avait *huit* par mois.

Profitant de cette accalmie dans l'état de Louise P..., un traitement au bromure de potassium est institué ; au bout de quelques semaines *il supprime les crises nerveuses,* à tel point que la malade n'a pas eu d'accès depuis plusieurs mois.

Comment expliquer cette action si différente à deux reprises, du bromure de potassium?...

N'y a-t-il pas lieu de croire que la maladie intercurrente, ayant suspendu les accès, entre pour une large part dans ce résultat ?...

OBSERVATION IV

(Personnelle.)

B... (Lucie), âgée de quatorze ans, née à Bordeaux, est épileptique depuis l'âge de quatre ans.

Ses antécédents héréditaires sont assez bons.

Son père est bien portant.

Sa mère, bien que faible de santé, n'a pas fait de maladie grave. Elle a trente-sept ans, a présenté et présente encore des phénomènes d'hystérie.

Sixième enfant d'une mère qui a eu sept grossesses heureusement terminées, Lucie a eu des convulsions dans son enfance. Elles ont éclaté pour la première fois, à la suite d'une grande peur, quand elle n'était âgée que de trois ans. Elles disparurent à cette époque, mais à huit ans, elle eut une crise véritable. Elle écuma, eut des contorsions et fut, pendant quelques jours seulement, paralysée de tout le côté gauche. Cette crise se reproduisit quelque temps après, et bientôt, elle fut suivie d'accès, revenant assez fréquemment. La famille, bien qu'inquiète sur le sort de son enfant, ne la soumit à aucun traitement.

Vers l'âge de treize ans, Lucie B... fut souffrante : elle eut de la fièvre, de l'insomnie, de la céphalalgie. Un médecin, consulté à cette époque, constata un état d'anémie assez prononcé qu'il traita par des toniques, et dit à la famille que l'apparition des premières règles emporterait la maladie.

Quelques semaines après, la menstruation s'établit en effet, et la jeune fille revint à la santé. Pendant tout le temps qu'elle était restée alitée, les attaques avaient disparu ; malheureusement, elles revinrent quelques semaines après, mais cette fois, elles s'accompagnaient d'une période d'excitation légère.

La jeune fille fut alors conduite à l'asile de Bordeaux, où un traitement par le bromure de potassium fut ordonné. Lucie B... débuta par de faibles doses ; elle était arrivée à en prendre six grammes par jour, *quand ses crises disparurent.* Conseil fut donné à la famille de continuer pendant quelque temps la médication bromurée, mais à doses plus faibles, en l'associant à des toniques dont la jeune fille avait le plus grand besoin. Depuis lors, la guérison ne s'est pas démentie.

Le succès obtenu ici ne tient-il pas à ce que l'épilepsie avait d'abord été modifiée par une affection intercurrente et n'avait pas encore eu le temps d'exercer des ravages considérables chez notre jeune malade ?...

OBSERVATION VI

(Personnelle.)

M... (Jeanne), douze ans, née à Bordeaux d'un père qui a succombé à une pneumonie et d'une mère qui a toujours été bien portante, a, à l'âge de onze ans, une attaque, dont la description rappelle un accès d'épilepsie. C'était la première trace de maladie. Chez elle, on ne retrouve que des signes d'anémie et des convulsions dans l'enfance. La vue d'un ivrogne, qui s'était jeté sur elle pour lui prendre quelques sous, fit éclater en elle une affection qui se manifesta dans la nuit par des crises de plus en plus fréquentes. Les crises sont précédées d'une aura qui consiste en un poids sur la poitrine, avec déplacement de vapeurs du côté de la tête, et sont suivies de trouble mental qui pousse la malade à frapper les personnes qui l'entourent.

Conseillé par un médecin, que la mère, inquiète, va consulter, le traitement bromuré est institué. Employé à la dose de deux grammes pendant plusieurs mois, le médicament reste sans effet. Des doses progressives sont alors conseillées. La malade arrive ainsi, peu à peu, à la dose de huit grammes par jour, sans accidents bien évidents dus à la médication bromurée, et, dès lors, les *accès deviennent moins fréquents pour disparaître bientôt complètement.*

Depuis lors, c'est-à-dire depuis près de six mois, il ne se sont pas renouvelés.

OBSERVATION VII

(Personnelle.)

E... (Julia), quarante-cinq ans, née à Bordeaux, célibataire, entre à l'Asile le 21 décembre 1874.

Le certificat médical fait à son entrée est conçu dans ces termes :

« La nommée E... est atteinte de folie épileptique. Son caractère est irascible et emporté. Les accès sont suivis, ou quelquefois précédés d'une excitation allant parfois jusqu'à la fureur. Comme les épileptiques, elle est tourmentée par des idées de persécution. »

Les notes extraites du registre d'observations ne mentionnent pendant plusieurs années aucune amélioration ; le trouble mental et les crises épileptiques suivent une marche parallèle, et celles-ci augmentant en nombre et en violence, les idées de persécution et l'irascibilité de caractère s'accroissent de plus en plus. Jusqu'en 1881, la moyenne des accès est de huit par mois.

Le relevé exact des crises, depuis cette époque, nous donne les nombres suivants :

1881 : janvier, 6 ; février, 9 ; mars, 7 ; avril, 5 ; mai, 6 ; juin, 10 ; juillet, 6 ; août, 9 ; septembre, 11 ; octobre, novembre, aucune ; et pendant les cinq mois qui suivirent, absence totale de crises. Elles reparaissent en mai 1882. Tout d'abord, nous ne trouvons que, 1 crise par mois, puis 2, puis 3, et enfin nous arrivons à une moyenne mensuelle de 5 crises.

Sous quelle influence avaient disparu les crises chez cette malade?

En recherchant avec soin, nous découvrîmes qu'à l'époque où les crises avaient disparu, E... (Julia) avait été atteinte de fièvre typhoïde ; la maladie avait duré plusieurs semaines.

Pendant la convalescence de cette affection, la malade ayant présenté une agitation assez vive, avait été soumise au traitement bromuré à haute dose. Cette médication n'avait duré que quelques semaines, mais pendant l'espace de quelques mois, elle avait été reprise à plusieurs époques différentes.

Notre étonnement prenait alors fin, car, à notre avis, les variations présentées par la malade s'expliquent de la manière suivante :

L'affection intercurrente de nature fébrile, survenant chez une épileptique non héréditaire, (E..., Julia, avait trente-deux ans à son entrée à l'Asile) et ayant eu une une longue durée, avait amené dans l'état épileptique une amélioration très sensible.

Mais l'influence des milieux et le séjour à l'Asile, eurent bientôt fait réapparaître chez la malade, qui n'était pas encore complètement guérie, les symptômes d'une agitation assez vive. Le traitement bromuré fut alors employé, et avec un succès d'autant plus grand, au point de vue de la maladie nerveuse, qu'il allait porter son action sur un terrain déjà préparé par la maladie intercurrente, qui avait suspendu les accès. Le retour des attaques ne peut être rapporté qu'à la suspension brusque et trop hâtive du médicament.

OBSERVATION VIII

(Personnelle)

G... (Elisa), trente-sept ans, couturière, née à Bordeaux, devint épileptique à l'âge de vingt-quatre ans.

Douée d'une intelligence ordinaire, G... (Elisa), fille de parents chez lesquels on ne rencontre pas trace d'antécédents nerveux d'aucune sorte, jouissait d'une santé physique assez bonne. Quelques signes de scrofule ont seulement laissé des marques de leur présence. Les palpitations de cœur, les maux de tête fréquents, les sifflements d'oreille qu'elle accuse, sont dus à un état d'anémie assez prononcé.

Elle n'a jamais fait de maladie, tant dans son enfance que dans sa jeunesse.

Son instruction était égale à celle des jeunes filles de son rang et de son âge, et dans son travail, elle était aussi adroite que la plupart de ses compagnes d'atelier.

Elle atteignait sa vingtième année, quand elle commença à avoir, à son dire, « des moments d'absence. » Elle éprouvait des vertiges, et pendant quelques secondes elle n'avait pas conscience de ce qui se passait autour d'elle. En même temps, son caractère devenait irascible, et au bout de quelques mois sa famille, qui se rendait mieux compte de son état qu'elle-même, nous apprit qu'elle était devenue méchante. Ainsi passèrent quelques années, les vertiges devenaient cependant plus fréquents et moins fugitifs.

En 1873, G... (Elisa) éprouva une grande contrariété et, pour la première fois, elle tomba sur le parquet, perdit connaissance, se releva les cheveux en désordre et la bouche entourée d'écume. L'épilepsie était alors constituée.

Cette première attaque n'était que le prélude de plusieurs autres. Elles se succédèrent avec une intensité croissante, et deux ans après, la jeune fille avait plusieurs attaques par jour. Le caractère devenait de plus en plus emporté, et des scènes de violence suivaient souvent les accès.

Ainsi allait s'aggravant l'état de G... (Elisa), quand, dans une de ses attaques, la jeune fille tomba sur une grille remplie de coke enflammé, et se fit à la main une brûlure profonde. La plaie suppura longtemps, amena de la fièvre et se termina par la guérison, mais avec rétraction des doigts.

Une légère infirmité s'en suivit, mais la malade en était largement compensée, son mal avait disparu, et pendant tout le temps qu'elle était restée alitée, G... (Elisa) n'avait pas eu un seul accès.

Mais peu de temps après, l'espérance de la famille fut détrompée : un premier accès survint, et bientôt un second. Un médecin expérimenté ordonna alors le traitement bromuré, à doses progressives. Deux mois après, *l'épilepsie avait de nouveau disparu.*

Partisan du précepte de *Trousseau* et pensant avec lui que l'économie doit être sans cesse sous l'action du médicament, le
médecin fit continuer pendant longtemps encore la médication
bromurée, et il ne la fit cesser qu'après avoir diminué progressivement les doses.

Aujourd'hui, la malade est complètement guérie, et depuis
deux ans bientôt, elle n'a pas eu un seul accès d'épilepsie.

Cette observation confirme de la façon la plus heureuse ce
que nous avancions au commencement de cette partie, à
savoir que l'épilepsie, influencée par une affection intercurrente et soumise à un traitement bromuré méthodique,
peut disparaître complètement.

CONCLUSIONS

———

Arrivé à la fin de ce travail, si nous tenons compte d'une part, des résultats qui nous ont été fournis par l'étude consciencieuse des ouvrages écrits et des idées exprimées par les auteurs sur l'épilepsie, et si nous faisons ressortir, d'autre part, tout ce qu'il nous est permis de retirer de la comparaison des diverses observations que nous avons recueillies, nous pouvons poser ici les conclusions suivantes :

1° *L'Epilepsie idiopathique* est, dans la majorité des cas, très heureusement modifiée par des maladies intercurrentes.

Souvent, les accès disparaissent ; plus souvent, ils diminuent de nombre et d'intensité.

Les maladies fébriles sont celles qui ont la plus heureuse influence.

2° *L'Epilepsie héréditaire et congénitale* ne subit aucune modification dans la plupart des cas, par le développement de maladies intercurrentes, de quelque nature qu'elles soient.

3° *Le Bromure de potassium* exerce véritablement une

action favorable sur la marche de l'épilepsie ; son action n'est réellement efficace que lorsqu'il est employé avec méthode et à doses progressives et abandonné d'une façon lente, par l'emploi de quantités de moins en moins élevées.

Son action peut même contribuer à amener une guérison complète, chez des épileptiques dont les attaques ont été suspendues par des maladies intercurrentes.

BIBLIOGRAPHIE

TISSOT .... *Traité de l'Épilepsie.*

HERPIN .... *Du Pronostic et du traitement curatif de l'épilepsie* (1852).

PORTAL .... *De l'Épilepsie.*

DELASIAUVE .... *Traité de l'Épilepsie.*

ESQUIROL .... Articles Épilepsie du *Dictionnaire des sciences médicales* et du *Traité des maladies mentales.*

FOVILLE .... *Dictionnaire de Médecine et de Chirurgie pratique* (article Épilepsie).

LEURET .... *Archives générales de Médecine*, 4ᵐᵉ série, 1843, t. II.

LUNIER .... *Annales médico-psychologiques*, t. XIV.

MOREAU (de Tours) ..... *Ann. médic.-psychol.*, t. XVIII.

TROUSSEAU .... *Ann. médic.-psychol.*, t. IX.

Voisin (Aug.)........... *Dictionnaire de Jaccoud* (article Épilepsie).

— *Du bromure de potassium dans l'Épilepsie, Ann. méd.-psychol.,* 1870.

Transmission héréditaire de l'Épilepsie, Ann. médic.-psychol. (1868).

Legrand du Saulle ... *Gazette des Hôpitaux* (1868).

— *Ann. médic.-psychol.* (année 1874).

Bulard................. *Mémoire sur le traitement de l'Épilepsie par le bromure de potassium (Ann. médic.-psychol.,* 1871).

Lasègue............... *De la malformation du crâne dans l'Épilepsie (Ann. médic.-psychol.,* 1876.)

Ball.................... *Leçons sur les maladies mentales* (1882).

Axenfeld et Huchard ... *Traité des Névroses.*

Magnan................ *Leçons cliniques sur l'Épilepsie.*

Northnagel............ *De l'arrêt des attaques d'Épilepsie (Revue de Hayem,* t. XI).

Jansen .... *Du Traitement de l'Épilepsie (Annales de la Société d'Anvers,* février et juin 1871).

Newcomble .... *Attaques épileptiformes dans la paralysie générale, Revue de Hayem,* t. X.

Garimond .... *Contribution à l'Histoire de l'Épilepsie dans ses rapports avec l'aliénation mentale.*

Charcot .... *Archives de neurologie* (mai-juin 1882).

Séglas................ *Modifications de l'Épilepsie par des maladies intercurrentes (Thèse de Paris* 1881).

Danton .... *Essai physiologique sur le bromure de potassium (Thèse de Paris* 1874).

BAZIN.................. *Bromure de potassium contre l'Épilepsie.*
(Gazette hebdomadaire de médecine et de
chirurgie 1865).

HUBLÉ................. *Recherches cliniques et thérapeutiques sur*
l'Épilepsie (Thèse de Paris 1881).

DÉFOSSEZ.............. *Essai sur les troubles de l'intelligence causés*
par l'Épilepsie (Thèse de Paris, 1878).

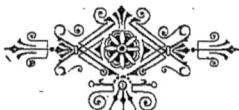

Bordeaux. — Imp. O.-L FAVRAUD Frères, 91, rue Porte-Dijeaux.

www.ingramcontent.com/pod-product-compliance
Lightning Source LLC
Chambersburg PA
CBHW070818210326
41520CB00011B/2000